JN011149

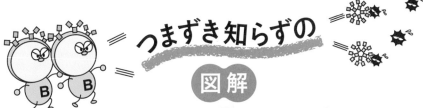

つまずき知らずの

図解

免疫学

「わたしの体」をまもる仕組み

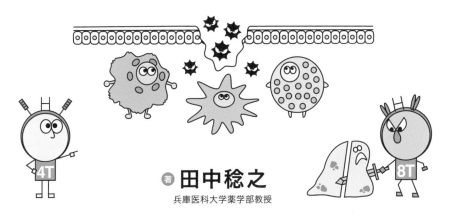

著 **田中稔之**
兵庫医科大学薬学部教授

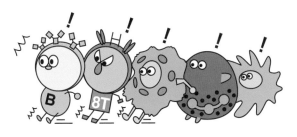

じほう

まえがき

　この本は免疫の全体像をつかむための本です。

　「免疫」は私たちがこの世界で生き残るための仕組みです。「免疫」が適切に働かなければ，私たちはたちどころに病原体に侵略されてしまいます。一方で「免疫」が暴走すると，アレルギーや自分の体を攻撃する自己免疫疾患を引き起こしてしまいます。このような免疫の仕組みをわかりやすくお伝えすることを願って，2016年に「初めの一歩は絵で学ぶ　免疫学」を出版し，幸い多くの皆さんに手に取っていただくことができました。その後，私たちは2019年末に出現した新型コロナウイルスの世界的な感染拡大を通じて，免疫の大切さや複雑さを経験することになりました。本書では，前著のスタイルを維持しながら「免疫」をより良く理解できるようリニューアルし，「つまずき知らず」で進めるように工夫しました。

　免疫の仕組みはとてもよくできていて，それは見事なばかりです。けれども勉強を始めたばかりの皆さんにはそれがとても複雑に感じられて，「いま何を勉強しているのだっけ？」と道に迷いそうな気分になることがあるかもしれません。この本では免疫の仕組みを「体をまもる防衛部隊」にたとえ，「わたし」と「はかせ」の対話を通じてわかりやすく解説します。そして，免疫学について「押さえておこう」というポイントを，見開きで1項目が完結するようにイラストを活用しながら説明します。また章末の"レクチャープラス"では，一歩踏み込んだ説明を加えます。この本といっしょに勉強をスタートすることで，免疫学の専門的な教科書もずっと親しみやすいものになることと思います。

　この本は，3部構成になっています。

　第1部では，免疫学の「考え方の要点」を解説します。免疫系は，いくつかの異なる方法で体をまもっています。まずこれを整理して理解します。

　第2部では，免疫系を理解するために必要な「鍵となる知識」を整理します。そして，免疫反応の特徴と免疫反応の全体像を見渡します。

　第3部では，免疫と病気の関連を扱います。「アレルギー」「自己免疫疾患」「がん」「臓器移植」などが対象です。

　また，巻末には免疫学を掘り下げて学べる「免疫学をもう少し」と関連する国家試験問題も収めました。

　本書を通じて免疫学の面白さを味わっていただければ，とても嬉しく思います。それでは，お話を始めましょう。

　2024年3月　春を待つ神戸のキャンパスにて

田中　稔之

本書の構成

1 メインの解説

メインの解説は，免疫学にくわしい「はかせ」という人物が，これから免疫学の勉強を始めようとしている大学生の「わたし」に語りかける形式で進みます。

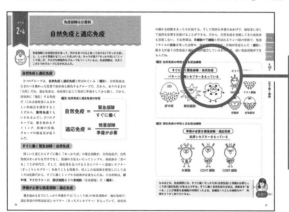

免疫学を初めて勉強する人にも，少し勉強してみたけれど難解すぎた，という人にもわかりやすいように，専門的な内容を噛みくだき，1項目につき1見開きと，コンパクトにまとめました。

3 「免疫学をもう少し」

1～10章までを読み終え，さらに免疫学に興味がわいた方に向けて，もう少し読み物のページを設けました。

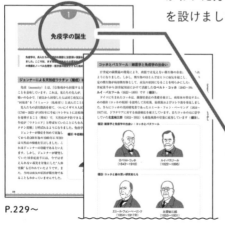

主な話題
- 免疫学に関する研究者たちの足跡
- 新型コロナウイルスや，人類が経験してきた感染症のこと
- 免疫学と他領域（神経系，内分泌系など）との関連 ほか

P.229～

免疫学を初めて学ぶ人でも無理なく本書を読み通せるように，
そして，基本的な知識を自分のものにし，免疫学を面白いと思
えるように――本書は，主に次の4つの要素で構成しました。

2 「各章のまとめ」と「レクチャープラス」

各章のメインの解説の後に，「まとめ」と「レクチャープラス」のページを設け
ました。各章の内容を整理し，さらに知識を深めることができます。

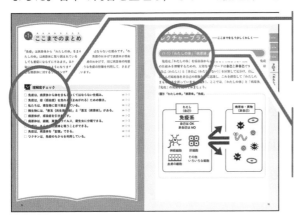

「まとめ」のページでは，
各項目の要点を1文で整理
しました。理解できている
かどうかチェックしてみま
しょう。

続く「レクチャープラス」
では，メインの解説で学ん
だことをベースに，少し専
門性の高い内容にも踏み込
んで解説します。

4 巻末付録1, 2

巻末付録として，理解度の確認や復習に役立つ問題
を収めました。

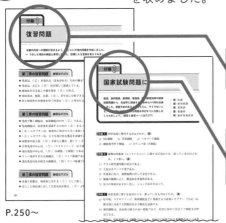

付録1は各章にある「まとめ」のページ
から出題。免疫学の基本的な考え方を整
理するのに役立ちます。

付録2では，医師，歯科医師，薬剤師，
看護師，臨床検査技師の国家試験問題か
ら，免疫学に関する問題を集めました。
本書の内容から解くことができます。

P.250〜

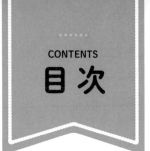

CONTENTS
目次

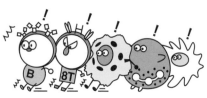

第3章 急いで急いで，大変だ！：
生体のバリアと自然免疫による防御

第4章 じっくりしっかり，大活躍：
適応免疫の基本ルール

第2部 教えて，免疫部隊のひみつ

第5章 免疫部隊の生い立ちと強くて優しいひみつ：リンパ球の多様性と自己寛容の成り立ち

第6章

免疫部隊の基地と移動のひみつ：
リンパ組織とリンパ球の移動

第7章

抗体ミサイルのひみつ：
B細胞による抗体の産生とその働き

第8章　相手を見きわめるT細胞のひみつ：病原体に応じたT細胞の分業と働き

第 3 部　てんやわんやの免疫部隊

第9章　免疫部隊は大さわぎ：免疫が原因となる病気（アレルギー，自己免疫疾患，免疫不全症）

第10章　「わたしの体」ウォーズ：免疫応答の人為的な制御（がん免疫・移植免疫）

Epilogueの前に：**免疫学をもう少し**

「わたし」と「はかせ」

　主人公の「わたし」は，免疫学の勉強を始めようとしている大学生です。「わたし」は，ふとしたきっかけで，わたし自身の体に住む「はかせ」と対話を始めます。「はかせ」の説明によると，「はかせ」が住む「わたしの体」は，平和を乱すさまざまな「悪者」や「内なる反乱者」にいつも狙われています。けれども「免疫部隊」のおかげで，わたしの体は「健康」です。「はかせ」は「免疫部隊」にとてもくわしく，「わたし」の疑問にいつも答えてくれます。

　夏の終わりが近づいたある日，「わたし」はこれから始まる「免疫学」のテキストを，ぱらぱらと眺めていました。
　　「免疫系は，生きていくうえで不可欠の生体防御系である」
　　「免疫系は，有益にも有害にも働く」
　なんだか難しそうだけど，ちょっと興味をひかれます。

　本文に目をおとすと，太字で書かれたいろいろな言葉が見つかります。
　　「細菌・ウイルス・寄生虫……」
　　「リンパ球・マクロファージ・抗体……」

　体の中には「免疫系」という，体をまもる仕組みがあるらしい。でも，病気から「体をまもる」ってどういうことなんだろう。それに，有益だったり，有害だったり，いったいどういうことなんだろう。目を閉じてあれこれイメージを浮かべようとするのですが，どうもピンときません。
　すると，「そうなんだよ，『免疫部隊』がいるからね」という声が聞こえました。聞き覚えのある声は続けます。
　「そうだな，『はかせ』とでも呼んでもらおう，君の体に住んでいるのさ」
　わたしはちょっとびっくりしました。

「ここは『わたしの体』。平和で安全な場所なんだ。でも，外には『悪者』がいて，いつも侵入しようとねらっている。それに『反乱者』もいる。だけど『免疫部隊』のおかげで，『わたしの体』は『平和』で，そして君は健康なんだ」

「免疫部隊？」
不思議になって，わたしはたずねました。
「もう少し，教えてもらえる？」
「もちろんさ，よく知っている」

こうして，「わたし」と「はかせ」の物語りが始まりました。

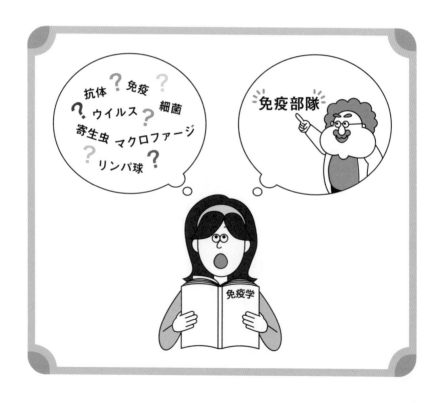

1

第1部

教えて，
わたしの
まもり方

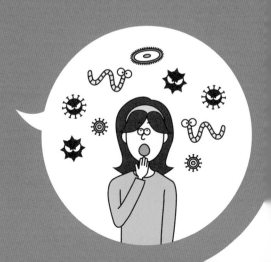

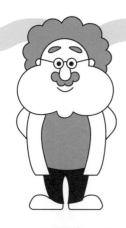

第**1**部では，免疫学の「考え方の要点」を解説します。

● **第1章では，そもそも「免疫」とは，どんなことなのかを整理します。**

　まず初めに，「わたし」をまもる「免疫」の働きや，免疫という言葉の意味について考えます。次に，免疫が戦っている病原体とそのしわざについて学びます。そして，「免疫」による防御の特徴を整理します。

● **第2章では，免疫反応に関わる細胞について説明します。**

　免疫系を防衛部隊になぞらえて，その特徴を説明します。免疫で働く細胞は，血液の中のさまざまな白血球です。免疫系は念入りにつくられているので，素早く働く緊急部隊とじっくり準備して働く慎重部隊の2段構えになっています。素早く働く緊急部隊を自然免疫系，準備してから働く慎重部隊を適応免疫系*と呼びます。　　　　　　　　　　＊：適応免疫系は獲得免疫系とも呼ばれます。

● **第3章では，自然免疫系について説明します。**

　「わたしの体」は，病原体の侵入を防ぐためにさまざまなバリアをもっています。しかし，いったんバリアが破れてしまうと，病原体の侵入が始まり，自然免疫系が戦闘モードに入ります。戦闘モードは広い意味で「炎症」と呼ばれます。ここでは，まず細菌感染を，次にウイルス感染に対する自然免疫応答を扱います。

● **第4章では，適応免疫系について説明します。**

　適応免疫は免疫系の真打ちです。初めに適応免疫系の5つの特徴（「抗原特異性」「多様性」「クローン増殖」「自己寛容」「免疫記憶」）を紹介します。そして，適応免疫反応の開始までになぜ時間がかかるのかを理解します。次に，適応免疫反応に関わる細胞の働きと反応の特徴を整理します。適応免疫の働きについては，第2部でさらに掘り下げます。

第 **1** 章

「免疫」って，
何してるの？：

「わたしの体」と免疫

はかせ，「わたしの体」をまもってくれる「免疫」って，そもそもどんな働きをしているんですか？　「免疫」って言葉は，どんな意味なんですか？　免疫ってどんな病気と関係しているんですか？　教えてください！

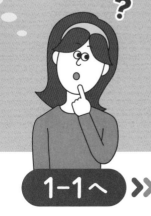

1-1へ >>>

「わたし」と免疫

そもそも，免疫って何？

よしきた，まず「わたしの体」と「免疫」の関係からお話を始めよう。
私たちは病気を起こす病原体に囲まれて生活している。だから，「免疫」は「わたしの体」を病原体からまもるために，なくてはならない働きなんだ。

免疫は病原体から体をまもる働き

　私たちは，病気を起こす**病原体**（ひらたくいうと「バイ菌」だね）にとり囲まれて生活している。だけど，いつも健康で，バイ菌のせいで病気になることは，ほとんどない。このような病原体から体をまもる働きが**免疫**なんだ（**図1**）。

図1 免疫は病原体から体をまもる働き

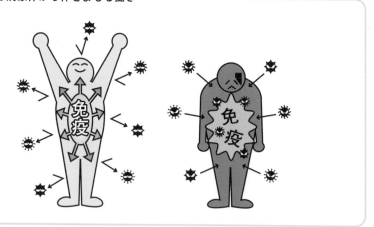

免疫は「疫」を「免」じる働き

　ヒトからヒトへうつる流行り病は，「疫」の文字で表される。免疫の「疫」だね。そして，免疫の「免」には，「○○を免れる（まぬがれる）」という意味がある（**図2**）。
　だから「免疫」は，疫（流行り病）を免れるための防御機構のことを表している。それから，広い意味では，何かに「慣れっこになっている」という意味にも使われるね。病原体に感染して病気になっても，たいがいは少しの間休んでいるとすっかりよくなってしまう。これは免疫のおかげなんだよ。

なくてはならない，免疫

　免疫の大切さは，免疫がぜんぜん働かなくなったときのことを考えるとよくわかる。実際に，10万人に1人くらいの割合で，免疫をもたない赤ちゃんが生まれる（「重症複合免疫不全症」という病気だ）。この病気の赤ちゃんでは，免疫で重要なB細胞やT細胞といったリンパ球がうまく働かないため，健康な赤ちゃんが退治できる病原体にも負けてしまう。それから，「エイズ」という病気がある。これはあるウイルスが免疫系をずたずたに破壊する病気で，ふだんはへっちゃらな微生物にも感染して命を落とすことがある（**図3**）。

　このように，免疫は健康に生きていくためになくてはならない仕組みなんだ。「わたしの体」は，病原体に絶えずさらされている。免疫は，病原体から「わたしの体」をまもる大切な役目を担っているんだ。

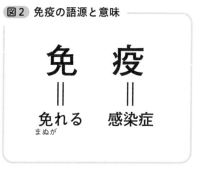

図2 免疫の語源と意味

免 疫
免れる（まぬが） ＝ 感染症

図3 免疫は生き残るためのシステム

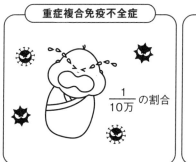

重症複合免疫不全症

$\frac{1}{10万}$ の割合

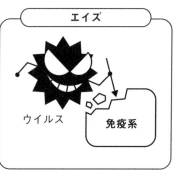

エイズ

ウイルス　免疫系

なーるほど，免疫系って「わたしの体」が健康でいるために大切な仕組みなんですね。でも，「わたしの体」は，いつも病原体に狙われているなんて，ちょっと心配。何も見えないけれど，病原体ってたくさんいるのだろうか？

1-2へ ≫≫

「「わたしの体」は，狙われている！」

病原体と感染症

この世の中は，目に見えない小さな生きもの（微生物）で満ちあふれていて，「わたしの体」も微生物に取り囲まれている。ここでは，「わたしの体」を脅かす病原体と感染症について説明しよう。

「わたし」を取り巻く微生物

ふだんは目に見えないけれど，この世の中は微生物であふれているんだ（図1）。微生物にはいろんな種類があって，大まかには4種類に分けられる。つまり，**ウイルス**，**細菌**，**真菌**（カビ），**寄生虫**だね。そして，「わたしの体」は温かで，しかも栄養に満ちているから，微生物にとっては天国なのさ。だから，連中はあの手この手を使ってここに忍び込もうとしているんだ。

図1「わたし」を取り巻く微生物

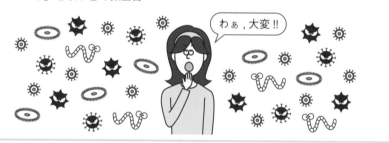

わぁ，大変!!

病原体と感染症

微生物は「わたしの体」に入り込むと（侵入），そこに住み着いて（定着），ぬくぬくと増えて膨大な数になる（増殖）。これが**感染**と呼ばれる出来事さ（図2）。増えた微生物が「わたしの体」の細胞の働きを損ねたり，微生物がつくる毒素で「わたしの体」の具合が悪くなると，**感染症**と呼ばれる病気になる。微生物のなかでも，病気を起こす悪者が，**病原体**というわけだ。まったくやっかいなやつらさ。だけど，病原体に感染しても必ず病気になるとは限らない（そのような状態を**保菌**という）。でも，免疫の力が衰えるとたちまち病気を起こす。だから免疫が大切なんだ。

図2 病原体の感染

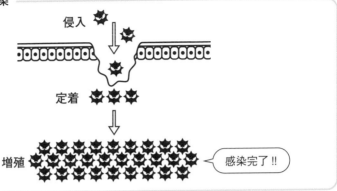

侵入

定着

増殖　　　感染完了!!

微生物には「善玉」と「悪玉」がいる

　それから，忘れがちだけれど，すべての微生物が悪玉の病原体というわけでは，ない。実際，「わたしの体」には実に膨大な数の微生物が住み着いて，**共生**している。特に消化管や皮膚に住んでいる細菌の仲間は，「わたしの体」の「健康」にはなくてはならない善玉菌の仲間で，**常在細菌**と呼ばれている（**図3**）。微生物は多種多様で，驚くほど異なる性質をもっている。免疫系は微生物を区別して，悪玉菌とだけ戦っている。やれやれ，病原体と戦う免疫も大変だってことさ。

図3 善玉菌と悪玉菌

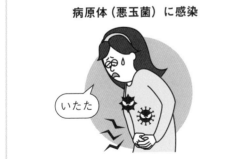

病原体（悪玉菌）に感染

いたた

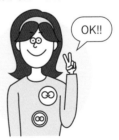

常在細菌（善玉菌）と共生

OK!!

なーるほど，わたしの体を取り囲んでいる微生物は，わたしと共生している善玉と感染症を起こす悪玉に分けられるんですね。感染症の原因になる病原体って，どんな相手なんですか？　病原体についてもう少し，教えてください。

1-3へ ≫≫≫

「わたしの体」を狙う悪者

細菌, 真菌, ウイルス, 寄生虫

病原体はひらたく言えば「バイ菌」で, 種類は恐ろしく多い。大きさもさまざまで, 数十nmと小さなウイルス（1nmは, 1mの10億分の1）から, 数十cmの寄生虫までいる（**図1**）。ここでは病原体（細菌, 真菌, ウイルス, 寄生虫）の特徴とそのしわざを紹介しよう（**図2**）。

細菌・真菌のしわざ

　飲みかけのジュースや食べ残しのお総菜が腐ったりカビてしまうのは, **細菌**や**真菌**（カビ）のせいだ。1つひとつの細菌や真菌は目に見えないほど小さいけれど, 栄養分があればずんずん増えて大きな塊になる。細菌や真菌の中には毒素をつくるものがいるし, 侵入して「わたしの体」の細胞を壊したり, 細胞の働きを麻痺させたりする。細菌のおかげで, 高い熱が出たり, 下痢をしたりする。有名な細菌として, **赤痢菌**, **コレラ菌**, **O157**などがあげられるね。結核菌やチフス菌も細菌の仲間さ。真菌はカビの仲間で, 水虫の菌（**白癬菌**）やカンジダ菌などが知られている。

ウイルスのしわざ

　細菌も小さいけれど, **ウイルス**はもっともっと小さい。ウイルスはだいたい細菌の1/100〜1/1000の大きさで, やっかいなことに「わたしの体」の細胞の中に侵入して増える。そして, 細胞の働きを狂わせたり, 細胞を殺したりする。ウイルスにもたくさんの種類があって, いろいろな病気の原因になっている。**かぜ**, **インフルエンザ**, **はしか**などはその代表さ。猛威を振るった**新型コロナウイルス**は世界を揺るがす大問題だった。そのほかに, **エボラ出血熱やエイズ**も, ウイルスが原因になる病気なんだ。

寄生虫のしわざ

　微生物といっても, **寄生虫**は, ウイルスや細菌・真菌に比べると, とても大きい。**回虫**は小腸に住み着く寄生虫で, 大きなものは30cmにもなる。寄生虫にもたくさんの種類があって「わたしの体」の表面や内部に住み着くやつらがいる。日本ではずいぶん減ったけれど, ダニに刺されて高熱が出たりすることがある。しかし, 海外では**マラリアやアメーバ赤痢**など, 寄生虫が原因となる深刻な病気

がまだまだ多いんだ。「わたしの体」に侵入しようとしている病原体がたくさんいることがわかったかい？

図1 病原体の種類と大きさ

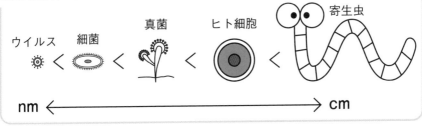

ウイルス ＜ 細菌 ＜ 真菌 ＜ ヒト細胞 ＜ 寄生虫

nm ←――――――――――――――→ cm

図2 病原体と感染症

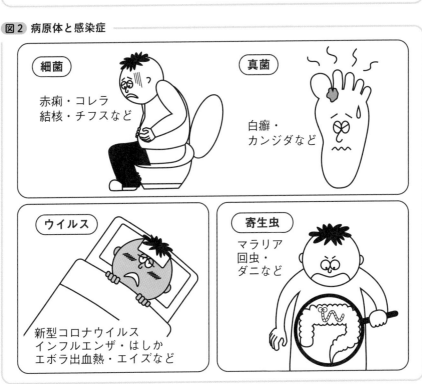

細菌
赤痢・コレラ
結核・チフスなど

真菌
白癬・
カンジダなど

ウイルス
新型コロナウイルス
インフルエンザ・はしか
エボラ出血熱・エイズなど

寄生虫
マラリア
回虫・
ダニなど

病原体にはいろんな種類があって手強い。でも，免疫がうまく働けば，ひどい病気にならずにすむんですね。病気といえば，子どものころのおたふくかぜを思い出すなぁ。あのときはずいぶん大変だったけど，あれきり平気。これって，免疫のちからなのですか？

1-4へ ≫≫≫

免疫は戦う，免疫はおぼえる！
「わたし」をまもる免疫の働き

そう，免疫が病原体と戦ってくれるおかげで，感染症はひどくならずにすむ。それに同じ病気にかからないのも，免疫のおかげさ。免疫は病原体をおぼえていて，2度目の感染からまもってくれるんだ。予防注射でおなじみのワクチンも免疫のちからを利用しているんだよ。

免疫は戦う，免疫はおぼえる

　初めて出会う病原体，これは免疫にとっても手強い相手だ。だから最初の感染のときは，免疫が病原体を追い出すまでにしばらく時間がかかる。でも免疫が病原体との戦いに勝って，病原体を追い出せばすっかり回復できる。それに免疫は，1度目に感染した病原体を正確におぼえていて，2度目の感染のときは病気にならないように，「わたしの体」をまもってくれるんだ。このような免疫の性質のことは，**免疫記憶**と呼ばれている（**図1**）。病原体をおぼえているんだから，記憶といえるよね。

免疫のおかげで「2度目は，なし」

　だから，1度，ある病原体に感染して病気になると2度目は病気にならずにすむ。**おたふくかぜ**，**はしか**，**みずぼうそう**には，1度かかったら2度目にかかることはまず，ない。この免疫記憶は正確そのもので，1度目と同じ病原体が来ても2度目は大丈夫（**図2**）。けれども，まったく別の病原体に感染してしまったら，もう1度最初からおぼえ直さなくてはいけない。正確だけど，融通がきかないってところかな。

免疫でまもる，ワクチンで備える

　みんなはこれまでに，多くの病原体と出会っているはずだ。免疫はたくさんの病原体を記憶して，2度目の感染を防いでいるんだよ。このような免疫のちからを活用したものが，予防注射（**ワクチン**）なのさ。ワクチンにはうまい工夫がしてあって，病気を起こさないような弱ったあるいは無毒化した病原体を使っている。そのおかげで，病気にならずに免疫に病原体のことをおぼえてもらうことができるんだ（**図3**）。実際にワクチンの開発によって，人類は**天然痘**や**ポリオ**という感染症を克服している。これってすごいことだよね。

図1 免疫による防御と免疫記憶

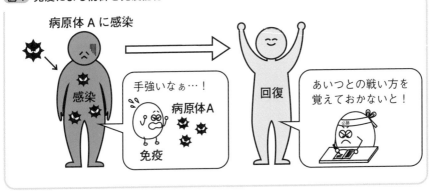

病原体 A に感染

手強いなぁ…！

病原体A

免疫

感染

回復

あいつとの戦い方を
覚えておかないと！

図2 免疫記憶の持続と特異性

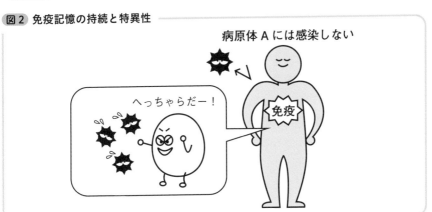

病原体 A には感染しない

へっちゃらだー！

免疫

図3 免疫を活用するワクチン

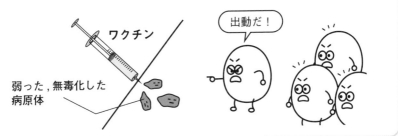

ワクチン

弱った，無毒化した
病原体

出動だ！

なーるほど，同じ病気に2度かからないことも免疫のおかげなんですね。1度侵入してきた病原体をおぼえているなんて，すごい！　免疫がおぼえてくれるから「免疫記憶」，予防注射やワクチンも免疫のちからを利用しているんですね。

まとめへ

13

ここまでのまとめ

「免疫」は病原体から「わたしの体」をまもるなくてはならない仕組みです。「わたしの体」は病原体に取り囲まれているのですが，免疫のおかげで病原体が感染しても重症にならずにすみます。また，免疫記憶のおかげで，同じ病原体の再感染には抵抗性をもつようになります。このような免疫の特徴を利用して，さまざまな病原体に対するワクチンが開発されています。

✔ 理解度チェック

- ☐ 免疫は，病原体から体をまもるなくてはならない仕組み。　▶▶ I-1
- ☐ 免疫は，疫（感染症）を免れる（まぬがれる）ための働き。　▶▶ I-1
- ☐ 私たちは，微生物に取り囲まれている。　▶▶ I-2
- ☐ 微生物には，「善玉（共生微生物）」と「悪玉（病原体）」がある。　▶▶ I-2
- ☐ 病原体が，感染症を引き起こす。　▶▶ I-2
- ☐ 病原体は，細菌，真菌，ウイルス，寄生虫に分類できる。　▶▶ I-3
- ☐ 免疫は，あらゆる病原体と戦うことができる。　▶▶ I-4
- ☐ 免疫は，病原体を「記憶」できる。　▶▶ I-4
- ☐ ワクチンは，免疫のちからを利用している。　▶▶ I-4

レクチャープラス ——ここまでをもう少しくわしく——

〈1-1〉「わたしの体」「病原体」「免疫」

　免疫は、「わたしの体」を病原体からまもるなくてはならない仕組みです。免疫の仕組みを理解するための，大切なキーワードは**自己**と**非自己**です。免疫系は「自己（わたし）」と「非自己（わたしでない）」を区別して見分け，自己の中に忍び込んだ病原体を非自己の異物として認識し，これを排除して「わたしの体」をまもる働きを担っています（**図1**）。ここでは，「わたしの体」と「病原体」と「免疫」の関係を眺めてみましょう。

図1「わたしの体」「病原体」「免疫」

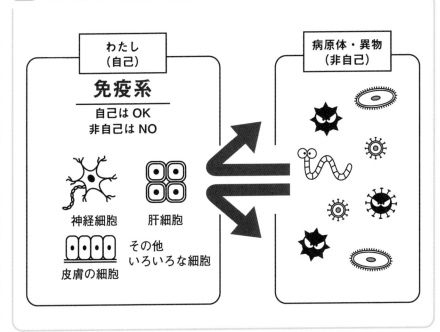

「わたしの体」：「自己（わたし）」

　「わたしの体」をつくっているのは「細胞」です。たった1つの受精卵が分裂を繰り返し，やがて体のあちこちで専門的な働きをする多くの種類の細胞に分かれます（例えば，神経細胞や肝細胞など。200種類以上もある）。さまざまな種類の細胞がたくさん集まって（なんと60兆個），「わたしの体」をつくっています。「わたしの体」をつくっている細胞は，見かけや働きはずいぶん異なりますが，みな同じたった1つの受精卵から出発した仲間です。「わたしの体」は「わたし」の細胞がつくり上げる「わたし（自己）」なのです。

病原体：「非自己（わたしでない）」

　病原体はひらたくいえば病気を起こす「バイ菌」です。病原体は細菌，真菌，ウイルス，寄生虫に分類されて，恐ろしくたくさんの種類があります。その特徴もさまざまです。けれども，病原体は「わたしの体」をつくる細胞とは異なります。なぜなら，「わたしの体」をつくる細胞とは異なる構成成分をもっているからです。このために，病原体は「わたしではない（非自己）」とみなされて，「わたしの体」から排除されます。

免疫の働き：「自己」と「非自己」の区別

　そして，「わたし（自己）」と「わたしでない（非自己）」を区別して認識し，「わたしの体」に侵入した病原体を排除するのが「免疫」です。免疫は自己と非自己を区別して自己をまもる仕組みで，このような働きを支えているのは，**白血球**と呼ばれる血液細胞です。免疫には脳や心臓のような器官系の働きをつかさどる固有の臓器がありませんが，1つの仕組みとしての「免疫系」をつくっていて，調和のとれた見事な防御反応を繰り広げます。このような免疫系には，さまざまなレベルで免疫反応を促進するためのアクセルと，免疫反応を抑制するためのブレーキが備わっていて，「わたしの体」の内部環境を一定のバランスがとれた状態に保つ大切な働きを担っているのです。

　本書では，自己と非自己を区別して，「わたし」をまもる「免疫系」の秘密に迫ります。

第 **2** 章

免疫部隊の仲間たち：

免疫反応で働く細胞

免疫が「わたしの体」をまもってくれている。いったい何が「わたしの体」の中で働いているんだろう？ 悪者の病原体と戦うっていうと，それはちょっとした特殊部隊みたいなものなのかなぁ？

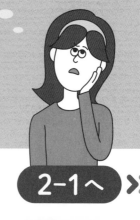

2-1へ >>>

免疫部隊は，白血球

免疫で働く細胞

免疫で働くのは，体をまもる専門の細胞で，免疫細胞と呼ばれているんだ。免疫細胞はみんな血液の細胞で，白血球に分類される。そして免疫細胞は，すぐに出動するせっかち派の緊急部隊と準備を整えてから出動するじっくり派の慎重部隊に分かれているんだよ。

免疫細胞は白血球

　免疫細胞はみんな血液の細胞なんだ。血液の細胞成分は，赤血球，白血球，血小板に分類できるってことは，知ってるよね。赤血球は酸素を運ぶ，血小板は出血を止める働きをもっている。そして，**白血球**は免疫細胞として病原体から体をまもる働きをもっているんだよ。免疫細胞はみんな白血球に分類される仲間なんだ（**図1**）。

いろいろいるぞ，白血球

　ひとくちに白血球といってもいろいろな仲間がいるんだ。全員集合してもらうと，こんな感じになる（**図2**）。たくさんの仲間がいるね。ここでは簡単に紹介しておこう。最前列は，左から**マクロファージ**，**樹状細胞**，**マスト細胞**だ。第2列は**顆粒球**と呼ばれる仲間だ。数が一番多いのは**好中球**で，ほかには**好酸球**，**好塩基球**がいる。第3列は，**リンパ球**といわれる仲間さ。B細胞，T細胞，NK細胞などがいる。T細胞にはCD4T細胞とCD8T細胞もいる。ヘルパーT細胞とキラーT細胞だ。みんなのくわしい働きは，おいおい説明していこう。

免疫部隊は，分業制

　こんな仲間たちが，協力して働くのが免疫部隊なんだ。免疫部隊は分業制で，それぞれの特徴を生かして病原体と戦っている。病原体が侵入したら直ちに働くせっかち派の緊急部隊と緊急部隊が戦っている間に作戦を練って出動するじっくり派の慎重部隊がある（緊急部隊の働きを**自然免疫**，慎重部隊の働きを**適応免疫**というんだ）。そして，2つの免疫部隊は協力して「わたしの体」に侵入した病原体を退治する。まったくもって，病原体と戦う特殊部隊そのものなんだよ。

図1 免疫細胞は白血球

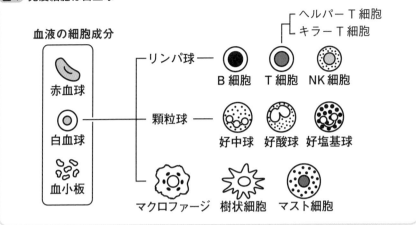

血液の細胞成分

赤血球
白血球
血小板

リンパ球 ── B細胞　T細胞　NK細胞

ヘルパーT細胞
キラーT細胞

顆粒球 ── 好中球　好酸球　好塩基球

マクロファージ　樹状細胞　マスト細胞

図2 白血球の多様性と分類

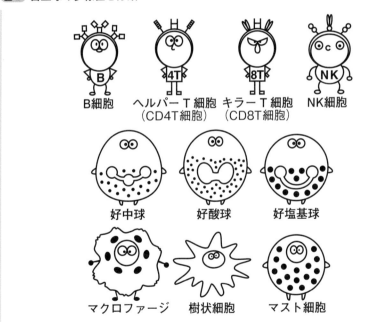

B細胞　ヘルパーT細胞（CD4T細胞）　キラーT細胞（CD8T細胞）　NK細胞

好中球　好酸球　好塩基球

マクロファージ　樹状細胞　マスト細胞

免疫が，病原体と戦う白血球の特殊部隊だってことはわかりました。でも，病原体とどうやって戦うの？　いったい，どうすれば病原体を退治して「わたしの体」をまもることができるのだろう。いったい，どんな武器や戦法があるんだろう？

2-2へ ⟫⟫⟫

「食べる」「撃退する」「殺す」

病原体を退治する3つの方法

ここでは，病原体と戦う免疫部隊の戦法を少しくわしく見てみよう。病原体は，それは手強い。それにたくさんの種類がいる。免疫が病原体を退治する戦法，それは，「食べる」「撃退する」「殺す」の3つなんだ。

病原体を，食べる

　第1の戦法は，病原体をまるごと食べて，バラバラに消化してしまう作戦だ。これは免疫部隊のなかでも**マクロファージ**や**好中球**が得意とする戦法さ。「わたしの体」に入り込んだ病原体は食べられてバラバラにされる。この働きは**食作用**とか貪食作用と呼ばれる。食作用をもつ細胞をまとめて**食細胞**（または貪食細胞）と呼ぶんだよ（**図1**）。

病原体を，撃退する

　第2の戦法では，病原体を撃退するんだ。「わたしの体」をさまよっている病原体や毒素をミサイルを使って撃ち落とすんだよ。このミサイルは**抗体**と呼ばれていて，免疫部隊のなかでも**B細胞**だけがつくることができる。そして，病原体や毒素に結合して無力化（中和）できる優れものだ（**図2**）。それから，抗体は病原体に結合すると，好中球やマクロファージに「これ食べてね」と伝えるための目印にもなる。抗体は免疫のもっとも重要な武器の1つなんだ。

感染した細胞を，殺す

　第3の戦法は，病原体に感染した細胞を壊す作戦だ。ウイルスは「わたしの体」の細胞の内部に入り込み，ここを住み家にぬくぬく暮らしては猛烈に増殖する。ここから感染が次々に広がるから，感染細胞を放っておくことはできない。だから「わたしの体」をまもるために，免疫はウイルスが潜む感染細胞を見つけ出して，住み家ごと壊して感染を食い止める。これは，**キラーT細胞**や**NK細胞**と呼ばれる仲間の役目。まさしく，殺し屋（キラー）の働きだね（**図3**）。

　免疫の3大戦法，「食べる」「撃退する」「殺す」はどれをとっても特徴がある。病原体の弱点を見定めて，異なる戦法を使い分けるのが「わたしの体」をまもるためのポイントなんだ。

図1 食細胞による病原体の貪食

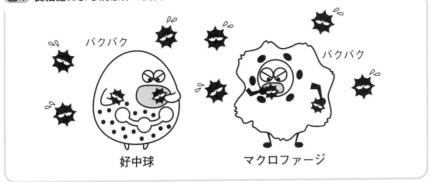

バクバク

バクバク

好中球　　　　　　　　マクロファージ

図2 抗体による病原体や毒素の中和

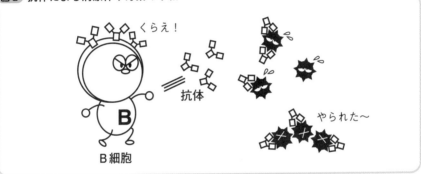

くらえ！

抗体

やられた～

B細胞

図3 キラー細胞によるウイルス感染細胞の破壊

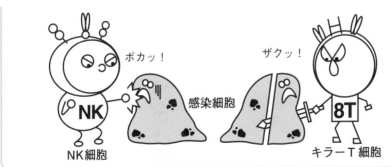

ボカッ！　　　　　　　ザクッ！

感染細胞

NK細胞　　　　　　　　キラーT細胞

なーるほどね。「食べる」「撃退する」「殺す」って3つの戦法があるなんて，知らなかったな。でも，免疫部隊の仲間は，どうやって病原体を見つけることができるの？　病原体を見つけ出すための何か特別な仕組みがあるのですか？

2-3へ ≫≫

21

病原体を見分けるレセプター

病原体を見つけるために免疫部隊は特別な仕組みをもっている。やつらを見つけ出すことこそが，「わたしの体」をまもる第1歩だからね。では，どうやって「わたしの体」に入り込んだ病原体を免疫部隊が見つけ出すのか，説明しよう。

病原体は，「異物」

病原体となる微生物は，健康な「わたしの体」には存在しない，普通とは異なる物質（**異物**）を含んでいる。それは，病原体を特徴づける物質だったり，病原体がつくる毒素だったりする。多くの毒素はタンパク質だけど，なかにはエンドトキシンのようなリポ多糖のものもある（**図1**）。

免疫部隊の仲間は，「わたし」とは違う「異物」を見つけ出すための特別な仕組みをもっているんだ。

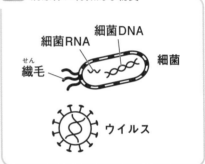

図1 病原体に特徴的な物質

細菌RNA
細菌DNA
繊毛（せん）
細菌
ウイルス

レセプターは，アンテナ分子

免疫部隊の仲間は，みんな細胞だったね。細胞が何かを見つけるためには，**レセプター**（受容体）と呼ばれるタンパク質を使っている。このレセプターはちょうどアンテナのように働いて，この異物を結合することができる。異物がレセプターに結合すると，免疫部隊の細胞は病原体が「わたしの体」に侵入したことに気づくというわけなんだ（**図2**）。

図2 病原体を認識するためのレセプター（受容体）

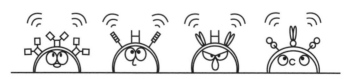

パターン認識レセプターと抗原レセプター

　免疫部隊の仲間が分業していることと一致して，異物を見分けるためのレセプターにもいろいろな種類があるんだ。これは大きく分けると，ざっくりと違いを見分ける「ざっくりレセプター」と，きっちりと違いを見分ける「きっちりレセプター」の2種類に分類できる（**図3**）。

　このレセプターの特徴は，あとで説明する免疫細胞の働き（「自然免疫」と「適応免疫」）ととてもよく対応している。ざっくりレセプターは，大まかな病原体の「パターン」を見つけることができる**パターン認識レセプター**で，病原体に対する緊急対応に適している。一方，きっちりレセプターはずっと細かい違いを厳密に区別できるから，病原体ごとに異なった作戦を立てる戦法に向いている。きっちりレセプターと結合する物質は**抗原**と呼ばれている。だから，きっちりレセプターは**抗原レセプター**だ。これについては第4章でも説明しよう。

図3 病原体を検出するレセプター（受容体）

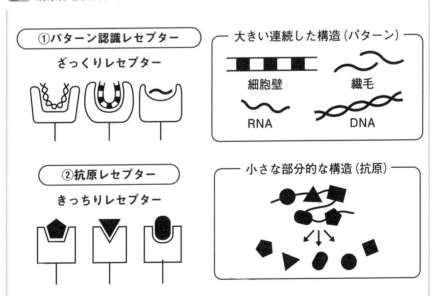

　そうか，免疫部隊の細胞は病原体を見つけるためのレセプターをもっているんですね。「ざっくりレセプター」をもった仲間と「きっちりレセプター」をもった仲間は，得意技も違うんだろうな。どんな役割分担があるのかな？　免疫部隊ってどんなふうに働くんだろう？

2-4へ

免疫部隊は分業制

自然免疫と適応免疫

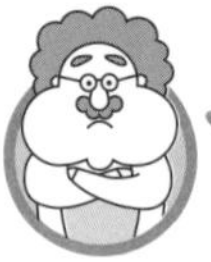

免疫部隊には役割分担があって，何かを見つけると放っておけない「せっかち派」と，しっかり準備する「じっくり派」がいる。キャラが違う「せっかち派」と「じっくり派」が，それぞれ特徴的なグループをつくっているよ。免疫部隊は，大きくこの2つのグループに分かれるんだ。

自然免疫と適応免疫

　2つのグループは，**自然免疫**と**適応免疫**と呼ばれている（**図1**）。自然免疫は，生まれつき備わった性質で病原体と勝負するグループだ。だから，ありのままの「自然」だね。適応免疫は，病原体に応じて周到に準備をしてから働く。だから，病原体に「適応」する免疫だ（これは病原体にふさわしい防御法を獲得することだから，**獲得免疫**ともいわれるんだ）。2つのグループは，働き始めるタイミング，防御の特徴，グループの構成員が違うんだ。

図1 自然免疫と適応免疫の特性

$$自然免疫 = \frac{緊急部隊}{すぐに働く}$$

$$適応免疫 = \frac{慎重部隊}{準備が必要}$$

すぐに働く緊急部隊：自然免疫

　怪しいと感じたらすぐに働く「せっかち派」の緊急部隊が，自然免疫だ。自然免疫はせっかちなだけでなく，防御の方法もいたってシンプル。病原体を「食べる」ことが専門だ。そして，病原体を見つけるときにパターン認識レセプター（ざっくりレセプター）を使うことも特徴さ。侵入した病原体を野放しにしておくのは危険だから，すぐに働くシンプルな防御が必要なんだね。主な仲間は，**好中球**，**マクロファージ**，**樹状細胞**などの**食細胞**（貪食細胞）だ（**図2**）。

準備が必要な慎重部隊：適応免疫

　働き始めるまでにしっかり準備をする「じっくり派」の慎重部隊が，適応免疫だ。適応免疫の仲間は抗原レセプター（きっちりレセプター）をもっていて，病原体

の細かな特徴をきっちり区別する。そして周到な準備のおかげで，病原体に対して強烈な攻撃を仕掛けることができる。だから，自然免疫を突破してきた病原体も容赦しない。主な仲間は，B細胞やT細胞と呼ばれるリンパ球の仲間で，免疫ミサイルの**抗体**を使った攻撃や，感染細胞を「壊す」作戦が得意なんだ（**図3**）。働き方が違う自然免疫と適応免疫が協力しているからこそ，強い免疫部隊ができるんだね。

図2 自然免疫の特性と主な担当細胞

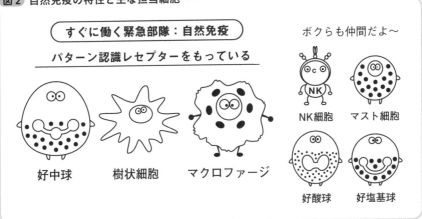

すぐに働く緊急部隊：自然免疫

パターン認識レセプターをもっている

好中球　　樹状細胞　　マクロファージ

ボクらも仲間だよ〜

NK細胞　　マスト細胞

好酸球　　好塩基球

図3 適応免疫の特性と主な担当細胞

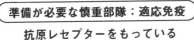
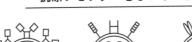

準備が必要な慎重部隊：適応免疫

抗原レセプターをもっている

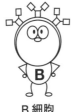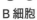

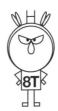

B細胞　　CD4T細胞　　CD8T細胞

なるほどね，免疫部隊には，すぐに働くせっかち派（自然免疫）と準備が必要じっくり派（適応免疫）があるんですね。すぐに働く自然免疫の主役は，病原体を「食べる」ことが得意な食細胞の仲間だったよね，食細胞ってどんな細胞なの？　特徴をもう少し知りたいなぁ。

2-5へ ≫≫≫

食細胞のトリオ

マクロファージ, 好中球, 樹状細胞

自然免疫で働く食細胞の仲間には, マクロファージ, 好中球, 樹状細胞がいるんだ。みんな, 病原体を見分けるパターン認識レセプター (ざっくりレセプター) をもっていて, 病原体を食べる専門家だ。いわば, 食細胞のトリオだね。ここでは, 食細胞の特徴を紹介しよう (図1)。

図1 自然免疫で働く食細胞

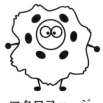

マクロファージ

好中球

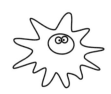

樹状細胞

食べて, 伝えて大活躍：マクロファージ

まず初めに紹介する食べる専門家は**マクロファージ**だ (図2-①)。マクロファージは「わたしの体」のあらゆる組織にいて, 病原体の侵入を見張っている。例えば, 皮膚や肺や肝臓などにいつもいて, 病原体が侵入してくると一番先にこれを見つけて, 食べる。それから, マクロファージのもう1つの重要な働きは, 病原体が侵入したことを他の免疫部隊の仲間に伝えて呼び寄せることだ。このとき, 真っ先に駆けつけてくれるのが, 次に紹介する好中球なんだよ。食べる仲間のチームワークは抜群さ。

食べて, 食べて, 食べまくれ：好中球

食べることの潜在能力では誰にも負けないのが**好中球**だ (図2-②)。好中球はいつもは血液の中を流れている。だけど, 君が怪我をして傷口から病原体が「わたしの体」に入り込むと, これを見つけたマクロファージに呼ばれて, 好中球はその場所へ出向いていく。そして病原体を食べる。食べて, 食べて, 食べまくって, 病原体を退治してくれるんだ。

適応免疫につなぎます：樹状細胞

さて，最後に紹介する食べる専門家は**樹状細胞**だ（**図2-③**）。樹状細胞はちょうど木の枝のような手を何本ものばしているからこんなふうに呼ばれているんだ。樹状細胞もマクロファージのように「わたしの体」で病原体の侵入を見張っている。そして，入り込んできた病原体をちょっと食べたり（食作用），溶け出した成分を飲み込んで(飲作用)その種類を見きわめると，適応免疫の仲間が待っている基地に移動していってその情報を伝えるんだ。樹状細胞からの情報を受け取るのはヘルパーT細胞で，ここから慎重派の適応免疫部隊の準備が始まるんだ。樹状細胞の一番の働きは，この伝達にあるんだよ。

図2 食細胞の特徴と役割

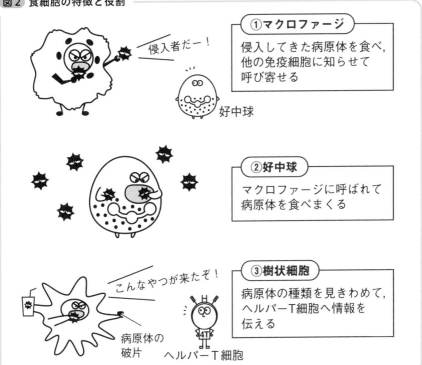

①マクロファージ
侵入してきた病原体を食べ，他の免疫細胞に知らせて呼び寄せる

侵入者だー！

好中球

②好中球
マクロファージに呼ばれて病原体を食べまくる

③樹状細胞
病原体の種類を見きわめて，ヘルパーT細胞へ情報を伝える

こんなやつが来たぞ！

病原体の破片

ヘルパーT細胞

なーるほど，食細胞の特徴がわかりました。自然免疫部隊の中心がせっかち派の食細胞なら，適応免疫部隊の中心は慎重派のリンパ球でしたね。慎重派のリンパ球は，「抗体」をつくったり，感染細胞を「壊したり」できるんでしょ？　リンパ球の仲間も紹介してください。

2-6へ ≫≫≫

きっちり，しっかりリンパ球

B細胞とT細胞

ここでは，**リンパ球**の仲間を紹介しよう。リンパ球の仲間は，病原体を見分ける抗原レセプター（きっちりレセプター）をもっている。リンパ球にはB細胞とT細胞がいる。そして，T細胞はヘルパーT細胞とキラーT細胞に分かれるんだ（**図1**）。

図1 適応免疫で働くリンパ球

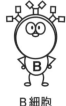
B細胞

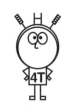
ヘルパーT細胞
（CD4T細胞）

キラーT細胞
（CD8T細胞）

抗体づくりの専門家：B細胞

　B細胞は**抗体**をつくる専門家なんだ（**図2-①**）。抗体は免疫部隊の中でも特に重要な武器で，まさしくミサイルとして働く必殺の飛び道具なんだ。この抗体は病原体や毒素に結合して，無力化するちからをもっている。免疫部隊の仲間のなかで，抗体をつくれるのはB細胞だけなんだ。それから，この抗体はB細胞がもともともっている抗原レセプターにほかならない。この点もおぼえておくといいね。

死んでもらいます：キラーT細胞

　キラーT細胞は，まさしく名前のとおりの「殺し屋」さ（**図2-②**）。ウイルスに感染した細胞を見つけ出して，殺してしまうのが主な働きなんだ。病原体の感染が広がらないようにするためには，感染した細胞ごと破壊してしまう必要がある。「感染細胞さん，死んでもらいます」って具合にね。キラーT細胞は目印にCD8という分子をもっているから**キラーCD8T細胞**とも呼ばれるんだ。クールな殺し屋・キラーT細胞の殺しの戦法については，第4章で説明するよ。

みんなをしっかり助けます：ヘルパーT細胞

「ヘルパー」というだけあって，**ヘルパーT細胞**は免疫部隊の他の細胞を助けるのが仕事なんだ（ 図2-③ ）。実際に，マクロファージの食べるちからやB細胞の抗体をつくるちからは，ヘルパーT細胞からのサポートで大きくパワーアップする。ヘルパーT細胞の助けがないと，彼らはうまく働けないんだ。それから，ヘルパーT細胞は，キラーT細胞の働きも助けることができる。ヘルパーT細胞は目印にCD4という分子をもっているから，**ヘルパーCD4T細胞**とも呼ばれるよ。そんなヘルパーT細胞は，免疫部隊の司令官といったイメージさ。ヘルパーT細胞のヘルプ作戦についても，第4章でくわしく説明するよ。

図2 リンパ球の特徴と役割

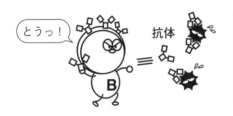

①B細胞

免疫細胞の中で唯一抗体をつくることができ，抗体には病原体を無力化するちからがある

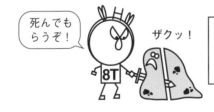

②キラーT細胞

ウイルスに感染した細胞を細胞ごと破壊し，感染が広がらないようにする

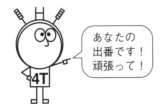

③ヘルパーT細胞

他の免疫細胞の働きを助ける，免疫部隊の司令官のような存在

免疫部隊の仲間は白血球で，みんなで協力して「わたしの体」をまもってくれていることが，だんだんわかってきました。でも，いったい免疫部隊はいつもどこにいるんですか？　どこかに集まる基地みたいな場所があるんだろうか？

2-7へ ▶▶▶

免疫部隊は，どこにいる？

免疫細胞とリンパ組織

免疫部隊の仲間は白血球だから，血液に乗って体のあちこち，どこにでも行ける。でも，ふだんのパトロール場所には特徴がある。自然免疫部隊は病原体の侵入場所を，適応免疫部隊は二次リンパ組織と呼ばれる防衛基地をパトロールしているんだよ。

免疫部隊はどこにいる？：体のあちこち，どこにでも

免疫部隊の仲間は，白血球と呼ばれる血液細胞だ。血液を運ぶ**血管**やリンパ液を運ぶ**リンパ管**は体中をくまなく巡っている。だから，免疫部隊も体のあちこち，どこにでも行ける。そして，それぞれの役目にぴったりの場所をパトロールしているんだ（**図1**）。

外界と出会うところは大切だ：皮膚や粘膜

「わたしの体」が外界と接している**皮膚**や消化器，呼吸器の**粘膜**は，空気や食べ物を介して病原体が入り込んでくる侵入経路になりやすい。だからここには，見張り役の免疫細胞が多く集まるんだ。特に，自然免疫で働く食細胞のマクロファージや樹状細胞がここにいる。それからマスト細胞も見張り役として働くんだ。自然免疫で働くその他の細胞は，応援指令が出たらすぐに到着できるように血液を循環しているんだ。

免疫細胞が集まる場所：リンパ組織

それから，「わたしの体」には免疫部隊の仲間が特にたくさん集まる防衛基地があって，**リンパ組織**と呼ばれている。リンパ組織は，免疫部隊の仲間が生まれる場所（**一次リンパ組織：骨髄や胸腺**）と，B細胞やT細胞が働き始める大事な場所（**二次リンパ組織：リンパ節，パイエル板，脾臓**）なんだ（**図2**）。

免疫細胞が体中をパトロールするとき，血管とともにリンパ管が大切な交通路になる。リンパ管は血管と同じように，体の至るところに張り巡らされていて，要所要所にリンパ節がある。脾臓は血管を巡る免疫細胞が集まる場所だ。パイエル板は小腸にくっついている。B細胞やT細胞は二次リンパ組織をパトロールしているんだ。二次リンパ組織って，まさしく免疫細胞が集まる防衛基地なんだ。リンパ組織の働きは，第6章でくわしく紹介するよ。

図1 免疫細胞の分布

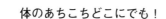

体のあちこちどこにでも！

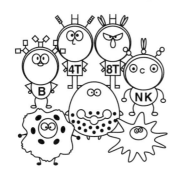

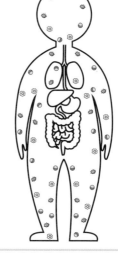

図2 リンパ組織の分布と役割

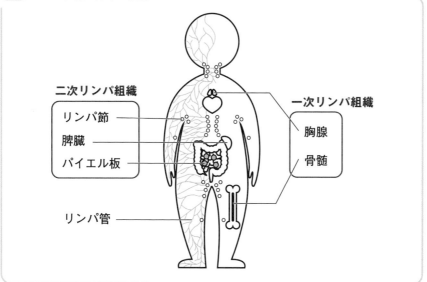

二次リンパ組織

- リンパ節
- 脾臓
- パイエル板

一次リンパ組織

- 胸腺
- 骨髄

リンパ管

そうか，免疫部隊の仲間はそれぞれの役目にぴったりの経路でパトロールをしているんですね。病原体が侵入してくる皮膚や粘膜は重要ポイント。そして，リンパ組織は，免疫部隊の仲間の生まれ故郷であり，防衛基地としての役目もあるんですね。

まとめへ ≫≫≫

ここまでのまとめ

　免疫で働く細胞は白血球です。自然免疫では食細胞（マクロファージ，好中球，樹状細胞）が，適応免疫ではリンパ球（B細胞・T細胞）が大切で，病原体を見つけるためのレセプターをもっています。そして，自然免疫はすぐに働く緊急部隊で，適応免疫は準備が必要な慎重部隊です。免疫細胞は全身に分布していますが，リンパ組織にはリンパ球が集まっています。一次リンパ組織（骨髄や胸腺）はリンパ球が生まれる組織，二次リンパ組織（リンパ節，パイエル板，脾臓）は適応免疫反応が始まる組織です。

✓ 理解度チェック

☐ 免疫で働く細胞は，白血球（食細胞，リンパ球，その他の細胞）。 ▶▶ 2-1

☐ 免疫の3大戦法は，「食べる」「撃退する」「殺す」。 ▶▶ 2-2

☐ 免疫細胞は，病原体を見分けるレセプターをもっている。 ▶▶ 2-3

☐「パターン認識レセプター」と「抗原レセプター」。 ▶▶ 2-3

☐ 免疫系は分業制をとっている。 ▶▶ 2-4

☐ 自然免疫は，すぐに働き始める緊急部隊。 ▶▶ 2-4

☐ 適応免疫は，準備してから働く慎重部隊。 ▶▶ 2-4

☐ 自然免疫の中心は，食細胞（マクロファージ，好中球，樹状細胞）。 ▶▶ 2-5

☐ 食細胞は，「食べる」専門家。 ▶▶ 2-5

☐ 適応免疫の中心は，リンパ球（B細胞・T細胞）。 ▶▶ 2-6

☐ B細胞は抗体をつくる。T細胞は，ヘルパーまたはキラーとして働く。 ▶▶ 2-6

☐ 免疫細胞は血液やリンパ液で，全身に運ばれる。 ▶▶ 2-7

☐ リンパ組織は，リンパ球が集まる組織。 ▶▶ 2-7

☐ 一次リンパ組織は，リンパ球が生まれる組織。 ▶▶ 2-7

☐ 二次リンパ組織は，適応免疫反応が始まる組織。 ▶▶ 2-7

レクチャープラス ——ここまでをもう少しくわしく——

〈2-1〉造血幹細胞と免疫細胞の分化

　免疫細胞は血液細胞の白血球の仲間でした。血液細胞にはこの白血球のほかに，赤血球や血小板が含まれます。ここでは，このような血液細胞がどのようにつくられてくるかをみてみましょう。すべての血液細胞は，**造血幹細胞**と呼ばれる細胞からつくられます。たった1つの造血幹細胞が赤血球や白血球や血小板といったすべての血液細胞を生み出すことができるのです。このようにまだ特徴が定まらない細胞から，はっきりした特徴をもつ細胞をつくり出すことを**分化**といいます（**図1**）。幹細胞とは，自分自身を複製できる「自己複製能」と多種類の細胞に分化できる「多分化能」をもった細胞のことです。造血幹細胞は前駆細胞と呼ばれる段階を経てさまざまな血液細胞をつくります。分化段階の細胞にもそれぞれにふさわしい名前が与えられています。

　造血幹細胞は**骨髄**（bone marrow）に存在していて，T細胞以外のすべての血液細胞が骨髄でつくられます。そして，造血幹細胞から少しだけ分化したT前駆細胞が**胸腺**（thymus）に移住して，T細胞がつくられます。**T細胞**はその由来である胸腺の英名の頭文字をとってT細胞と名づけられました。**B細胞**の"B"は，もともと鳥類のB細胞が**ファブリキウス嚢**（bursa of Fabricius）で分化することを意味しています。幸いこの呼称は，ヒトをはじめとする哺乳類のB細胞が骨髄に由来することも示してくれています。

図1 造血幹細胞と免疫細胞の分化

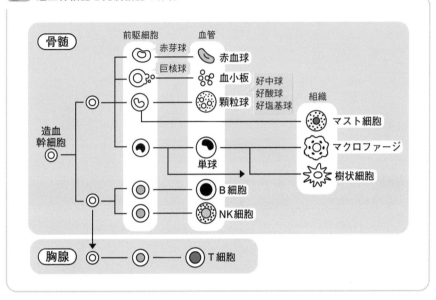

〈2-2〉リンパ組織とその役割

　免疫応答に関わる組織をリンパ組織と呼びます。**一次リンパ組織**は，造血幹細胞に由来するリンパ球前駆細胞が分化・成熟する場所で，哺乳動物では**骨髄**と**胸腺**が該当します。骨髄と胸腺以外のリンパ組織は**二次リンパ組織**と呼ばれ，一次リンパ組織でつくられたリンパ球が病原体に対する免疫反応を開始する場所です。二次リンパ組織には**リンパ節**や**脾臓**のほかに，消化管や気管支などの粘膜に付属するリンパ組織が含まれます。消化管に付属するリンパ組織はGALT（gut-associated lymphoid tissue）と呼ばれ，**パイエル板**はその1つです。

　図2にリンパ組織の構造を示します。胸腺は，**皮質**と**髄質**に分かれており，未熟なT細胞である**胸腺細胞**と非リンパ系の**胸腺ストロマ細胞**で構成されています。リンパ節は皮質と傍皮質および髄質に分かれます。T細胞は**傍皮質領域**に，B細胞は**濾胞**にそれぞれ集積しています。免疫反応が始まると濾胞の内部に**胚中心**が形成されます。脾臓は**赤脾髄**と**白脾髄**から構成されます。赤脾髄には赤血球が充満しています。白脾髄はリンパ節に類似した構造をもっています。

図2 リンパ組織の構造

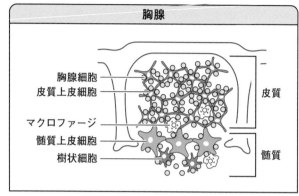

胸腺

- 胸腺細胞
- 皮質上皮細胞
- マクロファージ
- 髄質上皮細胞
- 樹状細胞
- 皮質
- 髄質

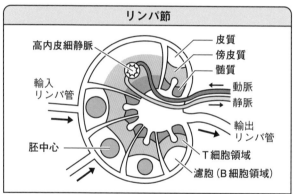

リンパ節

- 高内皮細静脈
- 輸入リンパ管
- 胚中心
- 皮質
- 傍皮質
- 髄質
- 動脈
- 静脈
- 輸出リンパ管
- T細胞領域
- 濾胞（B細胞領域）

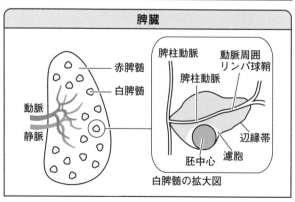

脾臓

- 赤脾髄
- 白脾髄
- 動脈
- 静脈
- 脾柱動脈
- 脾柱動脈
- 動脈周囲リンパ球鞘
- 辺縁帯
- 濾胞
- 胚中心

白脾髄の拡大図

〈2-3〉CD分類

　白血球は，分化段階に応じて異なる細胞表面分子を発現します。このような細胞表面分子に対する抗体が多数作製され，研究に使われるようになると，同一の抗原を認識する抗体や対応する抗原を系統的に分類する方法が必要となりました。そこで，同一分子を認識する抗体をひとまとめのグループ（クラスター）とし，分化に応じたクラスター（cluster of differentiation：CD）として固有の番号を与える分類法が考案されました。このような方法で分類された抗体で認識される抗原を**CD抗原**と呼びます（**表1**）。本書では「CD4抗原をもつT細胞」を「CD4T細胞」のように表記しています。

　CD分類は白血球の表面抗原を対象に番号の割り付けが始まり，まず1982年にパリで開かれた第1回国際ワークショップでCD1からCD15までの15種類が決定されました。その後，対象を赤血球や血管内皮細胞，線維芽細胞などにも広げ，第10回ワークショップ（2014年）ではCD371までが決定されています。

表1 主なCD抗原

CD抗原	主な発現細胞	主な働き
CD3	すべてのT細胞	T細胞レセプターのシグナル伝達
CD4	ヘルパーT細胞	MHCクラスⅡ分子と結合
CD8	キラーT細胞	MHCクラスⅠ分子と結合
CD20	B細胞	成熟B細胞のマーカー
CD25	活性化T細胞 （含む制御性T細胞）	IL-2レセプターα鎖
CD28	T細胞	補助刺激レセプター
CD34	造血幹細胞	造血幹細胞のマーカー
CD45	すべての白血球	チロシンフォスファターゼ
CD80	樹状細胞，B細胞	補助刺激分子
CD86	樹状細胞，B細胞	補助刺激分子

第 **3** 章

急いで急いで，大変だ！:

生体のバリアと自然免疫による防御

> はかせ，「わたしの体」のまわりには，「わたしの体」へ侵入して病気を起こす病原体が，うようよいるのですね。だったら，防衛部隊だけでなくって，病原体がやすやすと侵入できないような「バリア」をつくっておく必要があるんじゃないですか？

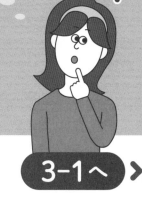

3-1へ >>>

防げ侵入，バリア・バリア・バリア

皮膚と粘膜の役割

そのとおりだね，病原体の連中が「わたしの体」に侵入しないようにできれば，一番だ。実際，「わたしの体」には病原体の侵入経路に合わせていくつもの強力なバリアがあるんだ。ここでは，体をまもる**バリア**を整理していこう（**図1**）。

物理的バリアになります：皮膚と粘膜

「わたしの体」で外界と接しているのは，どこかな？　そう，まず気がつくのは**皮膚**だね。それから，私たちの体の中の消化管（胃や腸管など）や呼吸器（肺や気道）も外界と接している。消化管や呼吸器は皮膚と違ってねばねばした粘液で覆われた**粘膜**をもっている。この皮膚や粘膜のような細胞は上皮細胞と呼ばれていて，となり合う細胞がびっしりと密着して病原体の侵入に備える強力な**物理的バリア**になっているんだ。

化学的バリアになります：抗菌物質

それから皮膚や粘膜は，侵入してきた病原体を直接攻撃するいろいろな**抗菌物質**をつくっている。例えば，抗菌ペプチドと呼ばれる分子は小さなタンパク質で，病原体に直接結合して壊してしまう。これは好中球やマクロファージによってもつくられているよ。汗に含まれる塩分や唾液や鼻水の中の酵素（**リゾチーム**）も，病原体の増殖を抑えたり病原体を分解することができるんだ。このような抗菌物質は，病原体に対する「わたしの体」の**化学的バリア**なんだ。

生物学的バリアになります：共生細菌

そして，いつも気がつかないけれど，「わたしの体」に味方してくれる善玉の細菌が**共生細菌**として皮膚や粘膜にたくさん住んでいるんだ。そして，「わたしの体」で暮らしているお礼に，役立つ物質や病原体がいやがる物質をつくってくれたりする。それに，共生細菌の仲間がたくさんいてくれるおかげで，悪玉の微生物がやってきても，住み家や栄養を取り合って，簡単には侵入を許さない。こんなふうに，共生細菌は**生物学的バリア**として働いているんだ。

でも，こんな物理的・化学的・生物学的なバリアを乗り越えて，病原体が侵入することがある。さぁここからは，病原体との戦いだ。

図1 生体バリアとしての皮膚と粘膜の役割

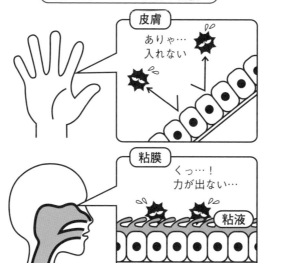

物理的バリア：皮膚と粘膜

皮膚

ありゃ…入れない

粘膜

くっ…！力が出ない…

粘液

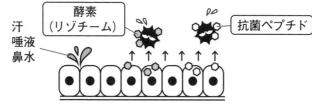

化学的バリア：抗菌物質

酵素（リゾチーム）

汗
唾液
鼻水

抗菌ペプチド

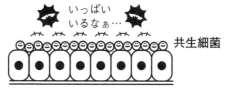

生物学的バリア：共生細菌

いっぱいいるなぁ…

共生細菌

そうか，「わたしの体」は皮膚や粘膜のバリアでしっかりまもられている。でも，そのバリアを越えて侵入する病原体がいるんですね。「わたしの体」に病原体が侵入してきたら，放ってはおけない。いざ「戦闘モード」に突入ってことですね。ちょっとわくわくするな。

3-2へ

自然免疫反応の始まり

バリアが壊れて病原体が侵入してくると，自然免疫部隊が働いて「わたしの体」は炎症と呼ばれる戦闘モードに入る。炎症は侵入してきた病原体を排除して，壊れた組織を修復する反応なんだ。ここでは，傷口からの細菌の侵入を取り上げ，自然免疫反応の始まりについて説明しよう。

バリアが破れた，大変だ：病原体の侵入と感染

転んでひざを擦りむくと，傷口ができるよね。傷口では皮膚のバリアが壊れている。バリアが壊れた傷口から細菌が侵入して定着し，増殖まで始めると，これは放っておけない。自然免疫部隊は，戦闘モードに突入だ（図1-①）。

戦闘モードに突入だ：炎症反応の特徴

怪我をしてしばらくすると，傷口のまわりは充血して赤くなり，腫れて痛くて，熱をもった状態になってくる。これは，「わたしの体」が**炎症**と呼ばれる戦闘モードに入ったことを示している。炎症反応は壊れた組織を修復して体をまもる仕組みで，「熱感，発赤，腫脹，疼痛」は「炎症の4徴候」と呼ばれている（図1-②）。だけど，炎症が長引くとかえって組織を壊してしまうこともあるので，「機能障害」を加えて**炎症の5徴候**といったりもする（図1-③）。戦闘モードは長引かせないに限るってことだね。

炎症反応，なぜなぜ起きる？：血管の変化・免疫細胞の変化

炎症反応でなぜこのような特徴的な反応が起こるかっていうと，傷口の近くの血管の性質が急に変化するからなんだ。傷そのものによる刺激や傷口から侵入した細菌を見つけた自然免疫部隊の**マクロファージ**から放出される炎症を促進する物質が働いて，近くの血管が拡がって（**血管拡張**），血液の流れが増える。そうすると，傷口の近くに発赤や熱感が出る。そして，拡がった血管からは血液成分や血液細胞が外に漏れ出しやすくなる（**血管透過性の亢進**）。その結果，傷口が腫れたり痛みを感じたりするんだ（図2）。

こうして傷口の近くに血液成分や血液細胞を呼び寄せて，病原体の排除と傷口の修復が進められる。このように炎症反応を引き起こしたり，傷口から入り込んできた細菌を見つけ出して，排除にあたるのが自然免疫部隊の仲間なんだ。

図1 病原体の侵入と感染，炎症反応の特徴

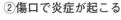

①傷口から細菌が侵入

②傷口で炎症が起こる

長引くと…

③組織を壊してしまう
こともある

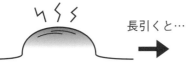

熱感，発赤，腫脹，疼痛	熱感，発赤，腫脹，疼痛 ＋ 機能障害
炎症の4徴候	**炎症の5徴候**

図2 炎症反応の機序

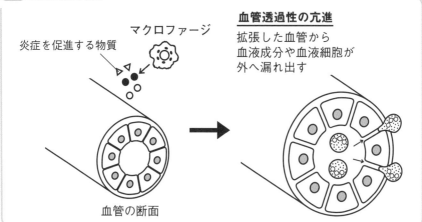

マクロファージ

炎症を促進する物質

血管透過性の亢進
拡張した血管から
血液成分や血液細胞が
外へ漏れ出す

血管の断面

なるほど，傷口から病原体が侵入すると，まず自然免疫部隊が戦闘モードに入るんですね。でも，自然免疫部隊はどうやって病原体が侵入してきたことに気づくことができるんですか？　誰かが，見張り役でもしているのですか？

3-3へ ≫≫

危ないやつらか見きわめろ！

自然免疫の見張り役

自然免疫部隊には，傷口から侵入した病原体を見つけ出すための見張り役がいるんだ。彼らは「わたしの体」のバリアとしての皮膚や粘膜のすぐ内側で，病原体の侵入に備えて監視している。ここでは，頼りになる見張り役を紹介しよう。

頼りになる見張り役：マクロファージ，樹状細胞，マスト細胞

　つね日頃，病原体の侵入を見張っている監視メンバーは，**マクロファージ，樹状細胞，マスト細胞**なんだ。彼らは，全身の皮下組織や粘膜組織に常駐していて，外敵の侵入がないかいつも見張っている（**図1**）。皮膚や粘膜のバリアが傷ついても，そのすぐ内側で見張り役が待ち構えているなんて，クールだろう？

図1 皮下組織・粘膜組織の自然免疫細胞

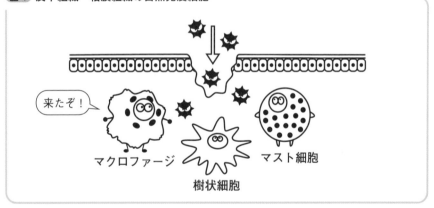

来たぞ！

マクロファージ　　　樹状細胞　　　マスト細胞

危ないやつらの目印だ：病原体関連分子パターン

　見張り役の仲間は，病原体の目印を知っている。「わたし」にはなくて，病原体にだけある「目印」だ。この目印は，**病原体関連分子パターン**と呼ばれている。かなり大まかな特徴を示していて，「病原体だけがもっている分子の目印」って感じだね（**図2**）。この病原体関連分子パターンがあると，見張り役は「やや，怪しいやつだ！」と病原体の侵入に気がつくんだ。

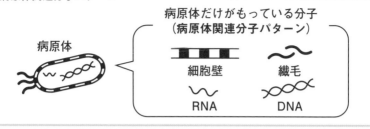

図2 病原体関連分子パターン

病原体

病原体だけがもっている分子
（病原体関連分子パターン）

細胞壁　　繊毛

RNA　　DNA

病原体をざっくり見分けるレセプター：パターン認識レセプター

　マクロファージ，樹状細胞，マスト細胞が，なぜ病原体の侵入に気がつくことができるかといえば，病原体をざっくり見分けるためのレセプターをもっているからだった。そしてこの「ざっくりレセプター」が，病原体関連分子パターンと結合する**パターン認識レセプター**だ（P.23）。いろいろな種類があるけれど，特に重要なのは**Toll（トル）様レセプター**（Toll-like receptor：TLR）だ。ヒトでは10種類のTLRが見つかっていて，**TLRファミリー**と呼ばれている。「ざっくり」だけどいろいろな種類の病原体の特徴を見きわめることができるんだ（**図3**）。

　見張り役にも役割の分担があって，なかでもマクロファージが細菌の侵入を見つけると防御部隊の他のメンバーを呼び寄せて，細菌退治が始まる。どうやってかって？　次に説明するよ。

図3 パターン認識レセプター

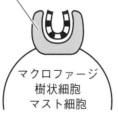

パターン認識レセプター
（ざっくりレセプター）

マクロファージ
樹状細胞
マスト細胞

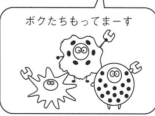

…… そのなかでも重要な**Toll様レセプター（TLR）**
ヒトには10種類のTLRがある

ボクたちもってまーす

　自然免疫の最前線には頼りになる見張り役がいて，なかでもマクロファージが重要なんですね。マクロファージは細菌を見つけたら，どうするの？　他の仲間を呼ぶっていっても，どうするの？　マクロファージが叫ぶなんて話は，聞いたことないし。

3-4へ ≫≫≫

細菌が来たぞー！（1）

マクロファージは食べる，そして呼ぶ

マクロファージは自然免疫部隊で働く食細胞。だから，細菌を見つけて食べて退治する。でも，自分だけでは手に負えないときは，血液を流れている好中球を呼び寄せる。「細菌が来たぞー！」ってね。そのときに使うのが，炎症性サイトカインと呼ばれる物質だ（図1）。

マクロファージは細菌を食べる，そして仲間を呼ぶ

マクロファージは，ざっくりレセプター（TLRなどのパターン認識レセプター）で細菌を見つけると，これを食べる。そして，自分だけでは手に負えないなと判断すると，特別な「伝達物質」をつくって免疫部隊の仲間を呼ぶんだ。主な伝達物質は**サイトカイン**や**ケモカイン**と呼ばれる物質で，これが近くの血管に働いて免疫部隊の仲間に連絡する。「細菌が来たぞー！」ってね。

炎症性サイトカイン：細菌はここだー！分子

サイトカインは，「サイト（細胞）がつくるカイン（作用する物質）」という意味なんだ。どれもタンパク質で，たくさんの種類がある。このうち，炎症を促進するのが**炎症性サイトカイン**で，**TNF-α，インターロイキン-1（IL-1），IL-6**が代表さ（P.62）。炎症性サイトカインは，近くの血管を拡張して血液の流れをゆっくりさせたり，血管壁をつくる細胞の隙間を拡げて血液成分や血液細胞を組織に出やすくする（血管透過性の亢進）。そして，「ここが出口だ！」っていう道しるべを血管につくって，「細菌はここだー！」と好中球に伝える働きをするんだ（好中球の動員機構はP.63）。

ケモカイン：こっちに来い来いやって来い分子

サイトカインの一部に，ケモカインと呼ばれるタンパク質の仲間がある。これは「ケモタクティックな（化学遊走させる）サイトカイン」という意味で，免疫部隊の仲間を「こっちに来てくれ！」と呼び寄せる働きがあるんだ。炎症性サイトカインの一つで，**CXCL8（IL-8）**と呼ばれるケモカインは，好中球を病原体の侵入部位にまで呼び寄せるのに重要なんだ。こうして呼び寄せられた食細胞のエース，好中球がさらに細菌を食べて，食べて，殺菌するんだ。

図1 マクロファージの食作用と活性化

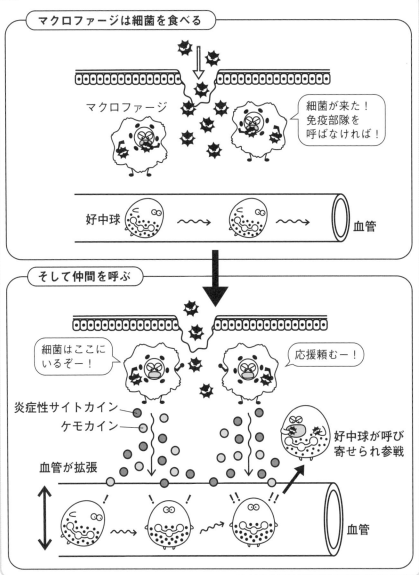

マクロファージは細菌を食べる

マクロファージ

細菌が来た！
免疫部隊を
呼ばなければ！

好中球

血管

そして仲間を呼ぶ

細菌はここに
いるぞー！

応援頼むー！

炎症性サイトカイン

ケモカイン

好中球が呼び
寄せられ参戦

血管が拡張

血管

そうか，細菌を見つけた見張り役のマクロファージは，自分で食べるだけでなくて，食べる専門家の好中球を呼び寄せるんですね。いよいよ食細胞のエース，好中球の出番ですね。もうこれで，大丈夫なの？

3-5へ ≫≫≫

細菌が来たぞー！(2)

呼ばれて登場, 好中球は食べる

好中球は, マクロファージから「細菌が来たぞー！」とお呼びがかかると, 血管を抜け出して病原体のところに集合する。そして, 病原体を食べまくる「食作用」を発揮して, 食べた病原体を破壊するんだ。好中球が食欲全開になるために, グルメなふりかけも登場するよ（図1）。

あやしいやつらは, 食べてやれ

　好中球という名前の由来は, 中性の色素でよく染まる顆粒をもった細胞という意味なんだ。好中球は, マクロファージと同様にざっくりレセプター（パターン認識レセプター）をもっていて, あやしい微生物を無差別に食べてしまう性質をもっている。このような「特別な区別なしに」という意味を表すときに, 免疫学では「非特異的に」という言葉を使う。マクロファージや好中球は, 異物と識別したものは何でも非特異的に食べてしまう性質をもっているんだ。

食べたら, 壊す。殺菌だ

　そして, 好中球やマクロファージは自分で食べた病原体を破壊する仕組みをもっている。バクバクと貪食した病原体は**リソソーム**と呼ばれる殺菌・消化のための胃袋のような場所に運ばれて, スーパーオキシドアニオンなどの**活性酸素**で殺菌されて, 分解酵素でバラバラにされるんだ。好中球の殺菌力はとても強い。だから, 好中球が働きすぎると「わたしの体」の細胞も傷つけてしまうことがある。好中球は短命な細胞なので細菌を食べ終わると死んでしまう。そして, その残骸が膿になるんだよ。

でももっと, おいしく食べたい！

　でも, このような非特異的な食作用には限界があって, 好中球の実力はこの段階ではまだまだ十分に発揮されていない。この段階では, 食べる主役はむしろマクロファージなんだ。でも, 病原体の数が少なかったりずいぶん弱い場合でなければ, すべてを食べ尽くすことはできない。そんな好中球やマクロファージが食欲を全開にして実力を発揮するためには, 病原体をもっとおいしくもっと食べやすくする「ふりかけ」があればいい。え, そんな都合のよいものがあるのかって？あるんだよ, そんな「グルメなふりかけ」がね。

図1 好中球の特性と食作用

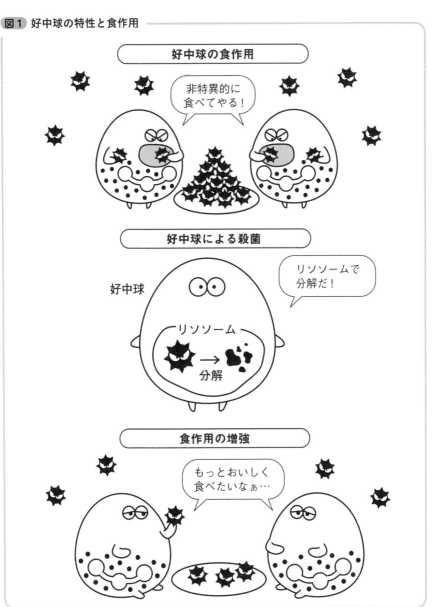

へぇー，好中球やマクロファージって，いつでも何でも食べるのかと思っていましたよ。食細胞っていっても，グルメなんですね。そんなグルメな好中球やマクロファージの食欲を全開にしてくれる，「グルメなふりかけ」って何ですか？

3-6へ ►►►

細菌が来たぞー！（3）

オプソニンが貪食を促進

好中球やマクロファージといえども，いつも食欲全開で病原体を食べ尽くせるか
というと，そうはいかない。好中球やマクロファージが細菌を食べやすくなるグ
ルメなふりかけを「オプソニン」というんだ。細菌に結合する補体や抗体がオプ
ソニンの正体なんだ（**図1**）。

食べる目印，グルメなふりかけ：オプソニン

　好中球やマクロファージが実力を最大限に発揮するためには，細菌においしい
目印をつけてあげる必要がある。そこで，食欲をグンと増進する「グルメなふり
かけ」の登場さ。免疫部隊では，これを**オプソニン**と呼んでいる。オプソニンに
は，2種類あるんだな。

オプソニン（1）：補体成分（C3b）

　第1のオプソニンは，**補体**と呼ばれるタンパク質だ。補体は病原体と反応して
連鎖的に働き始める性質がある。その結果できる補体成分（**C3b**）は病原体に結
合する性質をもっている。好中球やマクロファージは**補体レセプター**をもってい
るから，C3bは「これ食べてね」のおいしい目印になるんだ。「グルメなふりかけ」
のおかげで，好中球とマクロファージはガツガツと病原体を食べるんだよ。補体
については，P.59でくわしく説明するよ。

オプソニン（2）：抗体

　第2のオプソニンは，**抗体**だ。これは免疫部隊がもつミサイル分子で（P.20），
結合する相手が厳密に決まっている。このような「相手が厳密に決まっている」
ということを，免疫では「特異的」という言葉で表すんだ。細菌に特異的に結合
した抗体（主にIgG抗体）も「これ食べてね」のおいしい目印になる。だから，
病原体に特異的な抗体が準備されているっていうのは，好中球やマクロファージ
が実力を発揮するために，とても大切なんだな。この抗体は，適応免疫部隊がつ
くるんだよ。え，抗体ってどうやってつくり出されるかって？　それはこれから
のトピックスの1つさ，ゆっくり進んでいこう。

図1 オプソニンとは

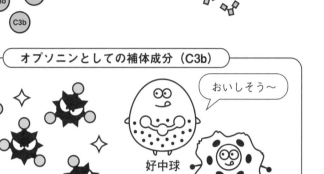

補体

オプソニン
ふりかけ

オプソニン
ふりかけ

抗体

C3b C3b C3b C3b

オプソニンとしての補体成分（C3b）

おいしそう〜

好中球

マクロファージ

オプソニンとしての抗体

こっちも
おいしそう〜

好中球

マクロファージ

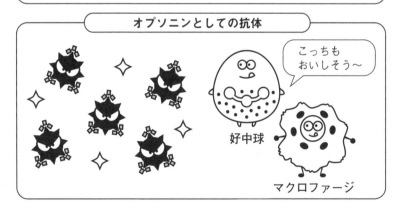

なーるほど，自然免疫部隊の食細胞の働きで，「細菌」が退治されるんですね。
でも，かぜやインフルエンザの原因は「ウイルス」だったよね。ウイルスって細
菌とずいぶん違うみたいだし，ウイルスが「わたしの体」に侵入してきたら，自
然免疫部隊はどうするの？

3-7へ »»

ウイルスが来たぞー！(1)
インターフェロン応答

細菌とウイルスはまったく違う。ウイルスは細菌よりもずっと小さくて、細胞の中に入り込んで感染する。だから、免疫部隊の防御の戦法も、細菌とウイルスではずいぶん違う。ここではまず、ウイルス感染の特徴と「わたしの体」に起こる最初の防御反応を見ておこう。

ウイルスは細胞の中に感染する

　ウイルスはとても単純な構造をしていて、自分だけでは増殖できない。だから、ウイルスは、他の生物の細胞に入り込んで、その細胞がもっている増殖の仕組みを借用して（ハイジャックして）増殖する。細菌の多くが細胞の外で悪さをするのに対して、ウイルスは細胞の中で悪さをするんだ。細胞の中に入り込まれると、貪食が得意なマクロファージや好中球の手には負えないんだ（図1）。

図1 ウイルスの侵入と細胞内感染

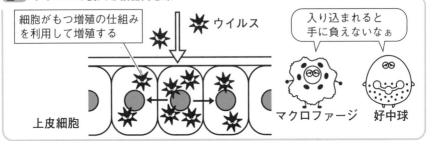

ウイルス感染とインターフェロン応答

　でも感染される細胞だって、黙っているわけではないんだよ。ウイルスが侵入した皮膚や粘膜の上皮細胞は、I型インターフェロン（IFN-αとINF-β）という物質をつくって、ウイルスの増殖を妨げるように働くんだ（図2）。この働きはとても強力なので、I型インターフェロンはウイルス性肝炎の治療にも用いられている。インターフェロンには、ウイルスに対してインターフェア（干渉・妨害）するという意味が込められているんだね。もちろん、自然免疫の見張り役のマクロファージや樹状細胞だって、I型インターフェロンをたくさんつくる。インターフェロンにはII型（IFN-γ）もあって、これは適応免疫部隊で大活躍するんだ。

図2 ウイルス感染に対するインターフェロン応答

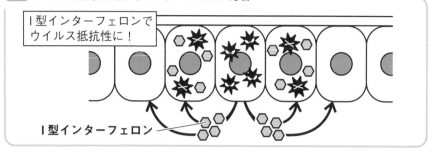

I型インターフェロンで
ウイルス抵抗性に！

I型インターフェロン

ウイルス感染細胞は，破壊せよ

　ウイルスが細胞に入り込む前なら，抗体ミサイルも有効だ。でも，細胞に侵入してしまったウイルスをどうやって退治するかは，難しい問題だ。ここで，免疫部隊はとても厳しい戦法をとる。ウイルスに感染した細胞ごと破壊するんだ。驚いたかい？　ウイルスに感染した細胞を丸ごと壊してしまうことでウイルスは住み家もろとも破壊され，死んだ細胞の破片はマクロファージが食べてしまう。こうして，ウイルス感染が食い止められるんだ（**図3**）。ウイルス感染細胞を壊す殺し屋細胞（キラー細胞）は，自然免疫部隊と適応免疫部隊にそれぞれ専門家がいる。次に，自然免疫の殺し屋細胞を紹介しよう。

図3 キラー細胞によるウイルス感染細胞の破壊

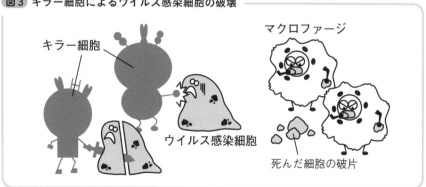

キラー細胞

マクロファージ

ウイルス感染細胞

死んだ細胞の破片

ウイルスってやっかいなものなんですね。それにしても，ウイルスに感染したら，細胞ごと壊してしまうなんて驚きました。自然免疫部隊には，そんな殺し屋細胞（キラー細胞）がいるっていってましたけど，どんな細胞なんですか？

3-8へ

ウイルスが来たぞー！(2)

自然免疫の殺し屋　NK細胞

自然免疫部隊で，ウイルス感染に備えているのはNK細胞だ。ウイルスに対する防衛の主役は適応免疫部隊が担うのだけれど，慎重派の適応免疫が働き始めるまでには，数日間かかる。だからその間はNK細胞が，ウイルス感染の拡大を食い止めてくれるんだ（**図1**）。

自然の殺し屋：ナチュラルキラー細胞

　適応免疫部隊が準備をしている間，ウイルスの好き放題にはさせられない。そこで登場する自然免疫部隊のキラー細胞が，**NK細胞**（ナチュラルキラー細胞，またはエヌケー細胞）だ。NK細胞はリンパ球の仲間だけれど，T細胞やB細胞と違って，「抗原レセプター（きっちりレセプター）」をもたない自然免疫の仲間なんだ。殺し屋細胞として働くためにいつも準備万端，まさしく自然免疫の任務にぴったりの殺し屋なんだ。

感染やストレスで傷んだ細胞を取り除く

　NK細胞は，「わたしの体」の細胞が健康ならばスルーして何もしない。でも，「わたしの体」の細胞がウイルスに感染したり，強いストレスで傷んでしまった場合は，これを壊して取り除いてくれるんだ。健康な「わたしの細胞」には「わたしの目印」となる分子（MHC分子：P.95）が発現していて，NK細胞は「わたしの目印」をきちんともっている細胞を壊さない。しかし，ウイルス感染や強いストレスにさらされると「わたしの目印」分子がなくなったり，ふだんはもたない分子を出すことがある。NK細胞は，そんな異常細胞を壊してくれるんだ。NK細胞が破壊する異常な細胞には，**がん細胞**も含まれているんだ。もともと感染症と戦うために「わたしの体」に備わってきた免疫部隊は，「わたしの体」の危険にも広く備えているんだね。

真打ちは，適応免疫の殺し屋に

　NK細胞が優秀な自然免疫の殺し屋でも，きっちり見分ける仕組みをもたない限界がある。ウイルスに対する防御は，最終的には適応免疫の精鋭部隊**キラーT細胞**に引き継がれるんだ。

図1 ナチュラルキラー細胞（NK細胞）の特徴

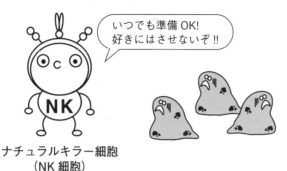

いつでも準備OK!
好きにはさせないぞ!!

ナチュラルキラー細胞
（NK細胞）

NK細胞によるウイルス感染の除去

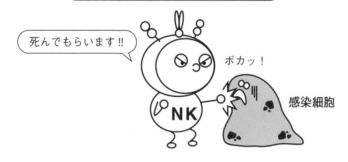

死んでもらいます!!

ボカッ！

感染細胞

自然免疫から適応免疫への連携

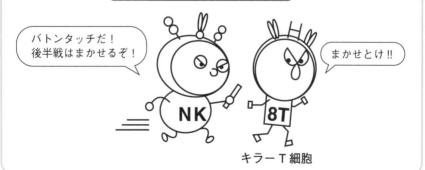

バトンタッチだ！
後半戦はまかせるぞ！

まかせとけ!!

キラーT細胞

なるほど，自然免疫部隊の働きがわかってきました。マクロファージや好中球や NK細胞が病原体の侵入に備えているんですね。でも，せっかち派の自然免疫部隊だけでは勝てないこともあるんでしょ？　慎重派・適応免疫部隊は，いつになったら働き始めるのですか？

3-9へ ≫≫≫

防衛基地へのメッセンジャー

樹状細胞による
適応免疫への連絡

自然免疫部隊は強い部隊だけど,この防御を突破する病原体も多い。だから,自然免疫部隊は病原体と戦うと同時に,慎重派の適応免疫部隊が働き始めるための準備をしている。その中心的な役目を担っているのが,見張り役として登場した「樹状細胞」なんだ（図1）。

食べるよ・飲むよ：樹状細胞の食作用と飲作用

　樹状細胞もほとんどの組織に分布している食細胞で,病原体をざっくり見分けるためのパターン認識レセプターをもっている。怪しい病原体を見つけると食べて分解する。この働きは食作用だったよね。食作用に加えて,樹状細胞はレセプターを使わなくても,自分のまわりにただよっている細菌やウイルスなどの細胞外成分を飲み込んで分解することもできる。「わたしの体」の成分を取り込むこともある。これは飲作用と呼ばれるんだ。

危険な味だ,パワーアップ！：樹状細胞の活性化

　そして,樹状細胞は自分が食べたものがどんな味かを確かめる。樹状細胞はいろいろな病原体成分を感じるためのレセプターを細胞の内部にももっている。そして,侵入者の「危険な味」を感じると,これを適応免疫部隊に伝えるためパワーアップするんだ（パワーアップのことを活性化というよ）。パワーアップした樹状細胞こそが,適応免疫部隊に危険な病原体の侵入を伝えられるんだ。

防衛基地へのメッセンジャー：リンパ節まで,ひとっ走り

　病原体の危険な味を感じてパワーアップした樹状細胞は黙っていられない。「病原体が来たぞー！」と適応免疫部隊に伝えるために,防衛基地となっているリンパ節へひとっ走りするんだ。そのときの通り道は,血管ではなくてリンパ管。リンパ節へ入っていくリンパ管だから,輸入リンパ管と呼ばれるハイウェイをひとっ走りさ。適応免疫部隊は慎重だから,いい加減な情報では働き始めないんだ。こうして,樹状細胞は適応免疫反応への橋渡しの役目を果たしているんだ。さぁ次からは,いよいよ適応免疫部隊が登場だ。

図1 樹状細胞による適応免疫への連携

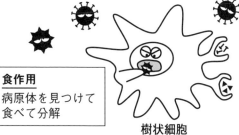

樹状細胞の食作用と飲作用

食作用
病原体を見つけて
食べて分解

樹状細胞

飲作用
細胞外成分を
飲み込んで分解

樹状細胞の活性化

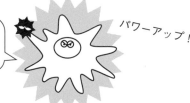

これは危険な味だ！
活性化して適応免疫部隊に
伝えなくては！

パワーアップ！

樹状細胞のリンパ節への遊走と感染情報の伝達

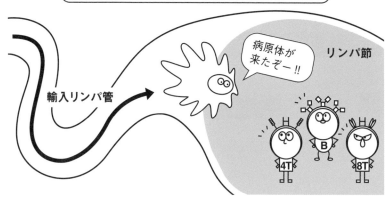

輸入リンパ管

病原体が
来たぞー!!

リンパ節

自然免疫部隊の仲間が戦っている最中に，樹状細胞がちゃくちゃくと準備を進め
ているんですね。病原体の危険な味でパワーアップした樹状細胞はリンパ節への
メッセンジャー。おかげで，適応免疫部隊との連携もばっちりですね。

まとめへ ≫≫≫

第3章 ここまでのまとめ

　生体のバリアを越えて侵入してきた病原体には，まず自然免疫が働きます。病原体は異物となる病原体関連分子パターンをもっています。細菌を発見したマクロファージは細菌を貪食するだけでなく，好中球を呼び寄せて細菌を排除します。ウイルスの侵入に対しては，インターフェロン応答とNK細胞で備えます。病原体を捕捉した樹状細胞は所属リンパ節に移動して，病原体の情報を適応免疫系に伝達します。

✓ 理解度チェック

- ☐ 皮膚と粘膜は，病原体に対するバリアとして働く。　　　　　　　　▶▶ 3-1
- ☐ 侵入した病原体に対して自然免疫が働き，炎症反応が起きる。　　　▶▶ 3-2
- ☐ 自然免疫の見張り役細胞は，パターン認識レセプターをもっている。　▶▶ 3-3
- ☐ 侵入してきた細菌を，マクロファージが認識する。　　　　　　　　▶▶ 3-4
- ☐ マクロファージの主な役割は，食作用と炎症性サイトカインの産生。　▶▶ 3-4
- ☐ 炎症性サイトカインは，好中球を動員する炎症反応の引き金。　　　▶▶ 3-4
- ☐ 好中球は，血管を抜け出して病原体の侵入部位へ移動する。　　　　▶▶ 3-5
- ☐ 好中球の主な役割は，食作用。　　　　　　　　　　　　　　　　　▶▶ 3-5
- ☐ オプソニンは，マクロファージや好中球の食作用を増強する。　　　▶▶ 3-6
- ☐ ウイルスの侵入に対しては，まずインターフェロン反応で対処する。　▶▶ 3-7
- ☐ NK細胞が，ウイルス感染細胞を破壊する。　　　　　　　　　　　▶▶ 3-8
- ☐ 樹状細胞は，リンパ節へ移動して病原体の侵入を伝える。　　　　　▶▶ 3-9
- ☐ 自然免疫が働いている間に，適応免疫部隊の準備が始まる。　　　　▶▶ 3-9

レクチャープラス ——ここまでをもう少しくわしく——

テーマ

〈3-1〉「自然免疫」は生まれつき備わった防御機構

ヒトや動物に感染する病原体はいろいろな部位から生体に侵入し，さまざまな機構で病気を引き起こします。このような病原体の侵入に対して，私たちの体はまず感染後数分以内に働き始める生まれつき備わった防御機構で対処します。このような自然に生まれつきもつ防御機構が**自然免疫**です。本書では，自然免疫系の特徴を「せっかち派の緊急部隊」と表しました（P.24）。

生物の進化と照らし合わせてみると，自然免疫はショウジョウバエのような昆虫やウニのような棘皮動物などの**無脊椎動物**にも広く存在する原始的な防御機構で，植物にも同様の仕組みがみられます。一方，適応免疫が存在するのは**脊椎動物**だけですから，多くの生物は自然免疫だけを頼りに生きているといえます。

食細胞（P.26）や**補体**（P.59）などが働く自然免疫はそれ自身で十分強力な防御機構です。しかし，多くの病原体は自然免疫の防御を克服するワザを進化させた強者です。このため，いったん病原体が自然免疫系を突破すると，自然免疫系では防御できない方法で組織を傷害して病気を引き起こしてしまいます。このようなとき，防御の主役は適応免疫系に引き継がれます。

このような自然免疫系の病原体に対する応答は繰り返し感染によってもほとんど変化がありません。このため，自然免疫系は病原体の感染を記憶する免疫記憶（P.74）には直接関与しないと考えられています。ただし，最近の研究では特定の病原体の繰り返し感染でマクロファージやNK細胞の反応が増強されることが

見つかるようになりました。このような免疫記憶様の反応のくわしい解析は今後の研究の課題です。

〈3-2〉病原体関連分子パターンとパターン認識レセプター

多くの場合，病原体は私たちの体に存在しない特定の分子構造の繰り返しパターンをもっています。自然免疫で働く免疫細胞は，病原体だけがもっているこのような**病原体関連分子パターン**（pathogen-associated molecular pattern：**PAMP**）を目印として認識し，非自己の異物として排除します（P.42）。このようなPAMPを認識する**パターン認識レセプター**（pattern-recognition receptor）には，免疫細胞の細胞表面で働くものと免疫細胞の細胞質内で働くものがあり（**図1**），自然免疫系による自己と非自己の識別に重要な役割を担っています。

免疫細胞の細胞表面で働くパターン認識レセプターには，本文（P.43）で取り上げた**Toll**（**トル**）**様レセプター**（TLR）のほかに，**C型レクチンレセプター**（CLR）があります。Toll様レセプターは主に食細胞に発現していて，ヒトでは10種類ほどが知られています。なかでも**TLR4**は最も代表的なものとして知られ，**グラム陰性菌**のPAMPである**リポポリサッカライド**（**LPS**）を認識します。また，一部のTLRは食細胞のエンドソームで働きます。C型レクチンレセプターも複数あり，真菌がもつβ-グルカンやマンナンなどと反応します。

一方，細胞質内で働くパターン認識レセプターは，免疫細胞以外の細胞にも広く分布していて，細胞質内部に入り込んだ病原体由来のPAMPに結合して働きます。**NOD**（**ノッド**）**様レセプター**は，細菌のプロテオグリカンを認識します。また，**RIG-I**（**リグアイ**）**様レセプター**は，ウイルスRNAと反応します。

免疫細胞は原則的には自己成分と非自己成分を区別して認識すると考えられます。しかし，驚いたことにパターン認識レセプターには，自己細胞の異常や損傷を認識する働きをもつものがあることがわかってきました。死んだ自己の細胞や壊れた組織からは，本来は細胞内に格納されていた核内タンパク質やDNA，ATPや尿酸などが放出されます。これらはまとめて**ダメージ**（**損傷**）**関連分子パターン**（damage-associated molecular pattern：**DAMP**）と総称され，一部のパターン認識レセプターによって認識されて免疫細胞を刺激することが知られています。パターン認識レセプターの中には，アスベストのような環境中の危険因子を認識するものも見つかっています。

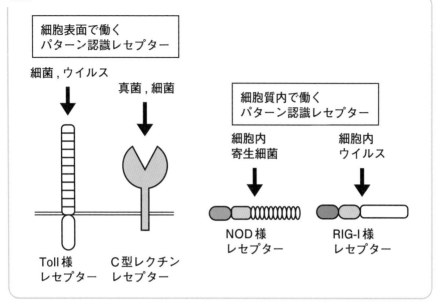

図1 パターン認識レセプター

細胞表面で働く
パターン認識レセプター

細菌，ウイルス

真菌，細菌

細胞質内で働く
パターン認識レセプター

細胞内
寄生細菌

細胞内
ウイルス

Toll様
レセプター

C型レクチン
レセプター

NOD様
レセプター

RIG-I様
レセプター

〈3-3〉 補体の活性化と働き

　補体（complement）は病原体の存在によって働き始める一群の血漿中のタンパク質で，常時血液中に存在し，自然免疫反応の中で重要な役割をはたしています。補体とはもともと抗体の抗菌活性を「補足する」働きをもつところから名づけられています。補体は自然免疫で働く体液成分で，体に侵入してきた病原体に最も早く作用する防衛機構です。補体系には多くの分子が関わる複雑な活性化経路が知られていますが，ここではその概要を紹介しましょう。

　補体活性化には始まりが異なる3つの経路があります（**図2**）。1つめは**古典経路**で，病原体に結合した抗体に補体成分（C1q）が結合することで始まります。この経路は他の経路よりも先に発見されたので，古典経路と命名されました。2つめは**レクチン経路**で，血液中の**マンノース結合レクチン**（MBL）やフィコリンが病原体に結合することで始まります。マンノース結合レクチンやフィコリンは特定の糖鎖構造に結合するレクチンと総称されるタンパク質であるため，この経路はレクチン経路と呼ばれています（これらのレクチンは病原体に特有のPAMPを認識するパターン認識分子であるともいえます）。3つめは**第2経路**で病原体の表

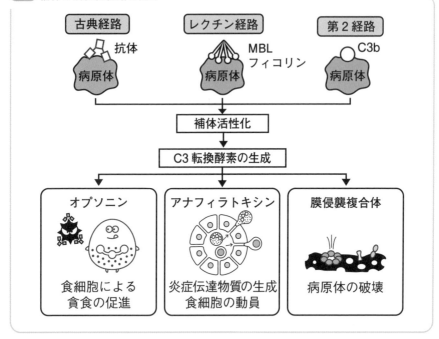

図2 補体の活性化経路と働き

古典経路 — 抗体 — 病原体

レクチン経路 — MBL フィコリン — 病原体

第2経路 — C3b — 病原体

補体活性化

C3転換酵素の生成

オプソニン — 食細胞による貪食の促進

アナフィラトキシン — 炎症伝達物質の生成 食細胞の動員

膜侵襲複合体 — 病原体の破壊

面で補体成分（C3）がおだやかに自発的に分解されることで始まります。

　このように補体活性化は3つの異なる経路で始まります。補体活性化とは，もともと不活性型として産生された補体成分がタンパク質分解酵素により切断され，活性型の補体断片を形成する連続的な過程です。3つの経路は，始まりとなるきっかけは異なりますが，どの経路から始まっても「C3転換酵素」の生成に至り，補体成分C3がC3aとC3bに切断されます。ここで3つの経路は1つに合流します。補体断片は，一般に大きな断片に「a」を，小さな断片には「b」をつけて表します。そして，補体活性化の結果として補体の3つの働きが誘導されます。

　1つめの働きは，食細胞による貪食の促進です。食細胞は補体レセプターを発現しているため，補体断片（C3b）が結合して**オプソニン化**された病原体を効率的に貪食します（P.48）。2つめの働きは，炎症反応の促進です。補体活性化の途中で切り出された補体断片（C3a, C5a）は**アナフィラトキシン**と呼ばれ，血管透過性を高めたり，マスト細胞に働いて炎症性メディエーターを放出させるなどして炎症反応を促進します。3つめの働きは，病原体の破壊です。補体の活性化が

連鎖的に進むと補体断片（C5b）の形成をきっかけに**膜侵襲複合体**が形成され，細胞膜を穴だらけにして病原体を破壊します。

〈3-4〉炎症反応について

炎症反応は傷害を受けた生体に誘導される防御反応で，病原体の感染をはじめ，物理的あるいは化学的な侵襲によっても誘発されます。炎症反応は組織を構成するさまざまな細胞や血液細胞とこれらを連携する化学伝達物質（メディエーター）によって制御されていて，炎症がもたらす熱感，発赤，腫脹，疼痛および機能障害は**炎症の5徴候**とされ，これらの徴候は，炎症反応に伴う血管変化や白血球の動員・活性化の結果として生じます（P.40）。本来は防御反応である炎症反応が過度に強い痛みや発熱および組織の機能障害を起こす場合は，不都合な炎症反応を抑制する必要があります。

炎症は組織学的または病理学的な視点などからさまざまなタイプに分類されます。本文（P.46）で取り上げたような好中球を主体とし，最終的に膿ができる炎症は**化膿性炎症**と呼ばれます。

また，炎症はその経緯によって，**急性炎症**と**慢性炎症**に分けられます。急性炎症は，急速に始まりますが持続時間は短く（数分から数日），水分と血漿タンパク質の滲出や好中球を中心とする白血球浸潤が特徴です。通常，炎症反応は原因が除去されれば自然に消退するのですが，有害な刺激が除去されない場合や組織傷害が長期にわたる場合は，炎症反応は慢性炎症に移行します。慢性炎症の持続時間は長く（数週から数年），リンパ球とマクロファージの浸潤と組織破壊やこれに伴う血管新生および組織の線維化（瘢痕化）を特徴とします。

重症化した慢性炎症反応は，関節リウマチ，気管支喘息，アトピー性皮膚炎などの炎症性疾患としてさまざまな器官を障害します。また，軽度の慢性炎症は，アルツハイマー病などの神経変性疾患，アテローム性動脈硬化，メタボリック症候群および悪性腫瘍などのさまざまな疾患の発症に深く関わっていることが明らかになってきています。

〈3-5〉炎症で働くサイトカイン

炎症反応の始まりは，病原体によって活性化されたマクロファージによる炎症

性サイトカインの産生でした（P.44）。**サイトカイン**はさまざまな細胞から分泌され，標的となる細胞の特異的なレセプターに結合して作用を発揮する小型のタンパク質で，炎症で働くサイトカインをまとめて**炎症性サイトカイン**と呼びます。サイトカインは，一般に隣接する細胞に働いたり（パラクリン作用），産生細胞自身に働いたり（オートクリン作用）します。また一部のサイトカインは遠隔地の細胞に内分泌的に働きます（エンドクリン作用）。造血・免疫系で働くサイトカインは，構造的に，IL-1ファミリー，ヘマトポエチンファミリー，TNFファミリーに分類されます。細胞の遊走（走化性：chemotaxis）を誘導するサイトカインは，**ケモカイン**（chemokine）ファミリーに分類されます。

　病原体で活性化されたマクロファージが分泌する炎症性サイトカインには，**インターロイキン1β**（**IL-1β**）*，**IL-6**，**IL-12**，**TNF-α****，ケモカイン**CXCL8**（**IL-8**）などが含まれます。IL-1βやTNF-αは主として局所の血管内皮細胞に，IL-6やIL-12は免疫細胞に働いて炎症反応を促進します。CXCL8はIL-8の別名をもつケモカインで，好中球に働いて炎症部位への動員を促進します。またこのような局所作用に加えて，IL-1β，IL-6，TNF-αは全身作用をもち，肝臓での**急性期タンパク質**の産生や中枢に作用して発熱を誘導します。このほかに，IL-1にはT細胞の増殖を促進する働きが，IL-12にはNK細胞を活性化してIFN-γの産生を誘導する働きなどがあります。自然免疫反応で働くこれら炎症性サイトカインの主な働きを **表1** に示します。適応免疫反応で働くサイトカインについては，第8章で説明します。

* ：インターロイキン（interleukin：IL）は，白血球（leukocyte）から分泌されて白血球に作用するサイトカインに対する命名法として導入されました。しかし，インターロイキンの中には白血球以外の細胞からも産生され作用も多彩な分子が見つかり命名法としてはやや混乱があります。今後より適切な命名法が適用されることが望まれます。なお，ILの後ろには数字が続き，IL-1はアイエルワンと読みます。
** ：TNF-αは，もともと腫瘍壊死因子（tumor necrosis factor）として同定されましたが，生理的には炎症を促進するサイトカインとして働きます。

〈3-6〉 好中球の動員機構

　活性化した**マクロファージ**が分泌する炎症性サイトカインの働きで，**好中球**が炎症部位に動員されます（P.44）。ここでは，血液中を移動している好中球がどのようにして炎症が起きているその場所（局所）に動員されるのかを説明します。
　炎症性サイトカインの働きは多彩です。**IL-1β**や**TNF-α**が血管の内側を覆う

表1 炎症性サイトカイン

サイトカイン	局所作用	全身作用
インターロイキン1β （IL-1β）	血管内皮細胞の活性化 リンパ球の活性化	発熱 急性期タンパク質の産生
TNF-α	血管内皮細胞の活性化 血管透過性の亢進	発熱 急性期タンパク質の産生
インターロイキン6 （IL-6）	リンパ球の活性化 抗体産生の亢進	発熱 急性期タンパク質の産生
インターロイキン12 （IL-12）	NK細胞の活性化 Th1細胞の誘導	
CXCL8（別名：IL-8）	好中球などの遊走と動員	

細胞（**血管内皮細胞**）に作用すると，血管内皮細胞は活性化されて血液中の好中球が血管に貼りつく（接着する）ために必要な**細胞接着分子**を発現するようになります。また，**CXCL8**は血管内にいる好中球に対する**走化性因子**として働いて，好中球と血管内皮細胞の**接着**を促進したり，好中球の運動性を高めて血管外への移動（**血管外遊走**）を引き起こします。

　血液を流れている好中球からみると，マクロファージがつくってくれた炎症性サイトカインのおかげで，炎症部位の血管内皮細胞にはそこに貼りつくために必要な接着分子と血管壁をすり抜けて感染部位に移動するための走化性因子が存在するので，炎症部位への移動が容易にできるようになります。このように活性化された血管内皮細胞に発現する接着分子や炎症局所から放出されるケモカインが分子の道しるべとなって好中球の動員を可能にしているのです。

　好中球が血管内皮細胞に張りついて，血管壁を横切って炎症組織に移動するまでの反応は多段階的に進みます（**図3**）。血流中の好中球は，まず血管内皮細胞にごく弱く接着して血流に押し流されながら血管内皮細胞上をころころと転がっていきます（これを，**ローリング**と呼びます）。血管内皮細胞上をローリングする好中球にCXCL8が働くと，好中球は血管内皮細胞に強く接着するようになり，ついには血管壁を横切って炎症部位に移動していきます。このような多段階反応は好中球が炎症部位へ移動する場合だけでなく，血液中を流れるさまざまな免疫細胞が血管を離れて組織に移動する際にも見られ，それぞれのステップに適した**細胞接着分子**や**ケモカイン**とそのレセプターが関与しています。

　ローリングのステップでは**セレクチン**ファミリーに属する細胞接着分子が働き

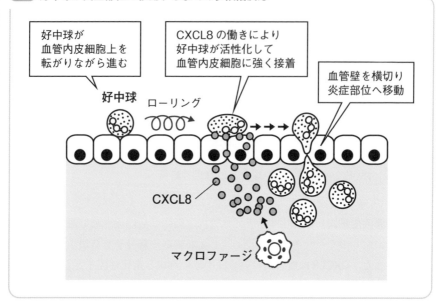

図3 好中球が炎症部位に移動するまでの多段階反応

好中球が
血管内皮細胞上を
転がりながら進む

CXCL8 の働きにより
好中球が活性化して
血管内皮細胞に強く接着

血管壁を横切り
炎症部位へ移動

好中球　　ローリング

CXCL8

マクロファージ

　ます。セレクチンの呼称は「selective な（選択的な）lectin（レクチン）」に由来しています。レクチンは糖鎖に結合するタンパク質の総称で，セレクチンが糖鎖リガンドと結合して働くことを示しています。セレクチンと糖鎖リガンドの結合は素早く起こりますがあまり強くないため，ローリング反応にうってつけです。このファミリーには，L-セレクチン（白血球に発現），E-セレクチン（血管内皮細胞に発現），P-セレクチン（血小板と血管内皮細胞に発現）が知られています。

　血管内皮細胞上をローリングする免疫細胞がケモカインにより活性化されると，**インテグリン**ファミリーに属する細胞接着分子が活性化して血管内皮細胞に強く接着します。インテグリンはα鎖とβ鎖からなり，この組み合わせによりさまざまなリガンドとの特異的な結合が可能になります。

　免疫細胞を活性化する**ケモカイン**とそのレセプターも多様性で，ヒトでは50種類以上のケモカインが同定されています。ケモカインは4つのグループ（CXC，CC，CおよびCX3C）に分類され，CXCL8はその1つです。さまざまな免疫細胞が必要なときに必要な場所に移動して働くことができるのは，このような細胞接着分子やケモカインの多様性のおかげです。

第 **4** 章

じっくりしっかり，大活躍：

適応免疫の基本ルール

はかせ，いよいよ適応免疫部隊の登場ですね。適応免疫部隊って，どんな特徴があるの？　そういえば，適応免疫部隊で働くB細胞やT細胞って，「抗原レセプター（きっちりレセプター）」をもっているって話でしたよね。それって，何かいいことがあるの？

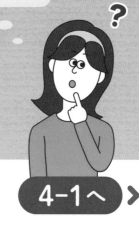

4-1へ ≫≫

第1部

4-1

どうやって見分けているの？

リンパ球の抗原特異性

適応免疫部隊の中心は，抗原レセプター（きっちりレセプター）をもつB細胞とT細胞だ。適応免疫部隊には5つの大きな特徴があって，それには抗原レセプターが深く関わっている。これから適応免疫部隊の特徴を1つずつ紹介しよう。第1のキーワードは「抗原特異性」だ。

きっちり区別だ，認識だ：抗原特異性

　適応免疫部隊は，侵入してきた病原体の特徴を見きわめて攻撃する。だから，病原体のごくわずかな違いも見逃さずに区別する必要がある。例えば，おたふくかぜのウイルスとはしかのウイルスをきっちり区別して，攻撃できる。これは，適応免疫部隊が「きっちりレセプター」をもっているおかげなんだ。そして，このきっちりレセプターに結合する物質を**抗原**と呼ぶ。きっちりレセプターは，ただ1種類の抗原とだけ特別に強く結合できる**抗原レセプター**なんだ。このようなきっちりした性質を**特異性**という言葉で表し，抗原に特異的だから**抗原特異性**と呼ぶんだ（**図1**）。

図1 抗原特異性とは

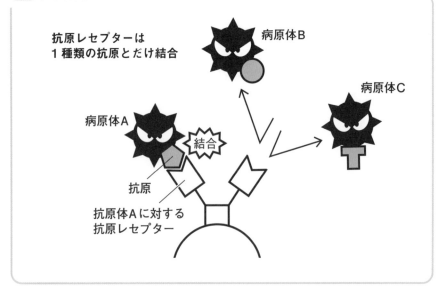

抗原レセプターは
1種類の抗原とだけ結合

病原体B

病原体C

病原体A

結合

抗原

抗原体Aに対する
抗原レセプター

区別して認識するのは，リンパ球：B細胞とT細胞

　そして，病原体をきっちりと区別しているのは，リンパ球のB細胞とT細胞だ。B細胞とT細胞は，抗原ときっちり結合する抗原レセプターをもっている。そして，B細胞がもっている抗原レセプターを**B細胞レセプター**，T細胞がもっている抗原レセプターを**T細胞レセプター**と呼ぶんだ。これはぜひおぼえておこう（**図2**）。

図2 リンパ球による抗原の認識

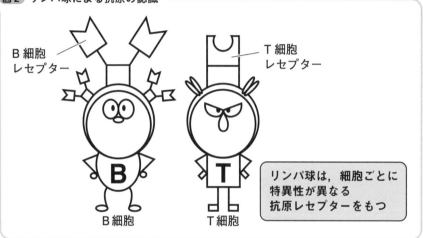

B細胞
レセプター

T細胞
レセプター

B細胞

T細胞

リンパ球は，細胞ごとに
特異性が異なる
抗原レセプターをもつ

1人は1つ，みな違う：抗原レセプター

　そして，1つのB細胞やT細胞は，1種類の抗原レセプターだけをもつことが許されているんだ。これはルールさ。だから，B細胞やT細胞は，細胞ごとに特異性が異なる抗原レセプターをもつことになっている。そして，抗原レセプターは抗原特異的だから，たった1つの抗原とだけしか結合できない宿命がある。そんな融通がきかない抗原レセプターで，どうやって病原体と戦っているのかって？　それは，次に説明するよ。大丈夫，用意されている抗原レセプターの種類は，ほぼ無限にあるんだから。

B細胞やT細胞の抗原レセプターが「抗原特異的」だってことが，わかりました。ちょっとした違いも見逃さないって，すごいですね。でもさ，病原体って，ものすごくたくさんの種類があるんでしょ？　どうしたらそんなたくさんの種類の病原体と戦えるようになるのですか？

4-2へ　≫≫≫

敵の種類は，星の数！

リンパ球の多様性

 そうなんだ，驚くほどたくさんの種類の病原体が，「わたしの体」に感染しようと狙っている。でも，大丈夫。だって，適応免疫部隊はもっと驚くほどたくさんの種類の抗原レセプターを用意しているんだからね。第2のキーワードは「多様性」だ。

病原体，星の数ほど種類はあれど

病原体の種類は，星の数ほどある（ 図1 ）。それに，ずんずん変化している。でも，1種類の抗原レセプターは，1種類の抗原としか結合できない。はしかウイルス用の抗原レセプターは，はしかウイルスには強力な武器になる。だけど，ほかには役立たない。どうすればいいと思う？

みんな違うぞ，リンパ球：リンパ球の多様性

そうだね，病原体の種類を超えるほどの抗原レセプターを用意すればいいんだ。適応免疫部隊は，星の数ほど種類がある病原体と戦うために，無限ともいえるほどたくさんの種類の抗原レセプターを準備したんだ。どんな病原体が侵入してきても大丈夫なようにね。そして，その抗原レセプターを1種類ずつ，B細胞とT細胞に授けたんだ。だから，リンパ球の抗原レセプターはみんな違う。このようにみんなさまざまで変化に富んだ性質を**多様性**と呼ぶんだ（ 図2 ）。

みんなで分担，リンパ球：リンパ球のレパトア

そして，B細胞やT細胞はみんなで分担して病原体に備えているんだ。このように，全体として対応できる集まりを**レパートリー**（または，**レパトア**）と呼ぶんだ（カラオケのレパートリーっていったりするよね）。B細胞やT細胞は抗原レセプターがみんな違うから，大いに多様性をもったレパトアをつくっている。計算によれば，適応免疫部隊がつくり出す抗原レセプターの種類は100億を超える（すごい！　この仕組みは，第5章で説明するよ）。

でもそんなに多くの種類があると，なかには偶然に自分の細胞（「わたし」だ！）を攻撃してしまうものができることがある。だから，免疫部隊には，「わたし」と反応するリンパ球を取り除いたり，働けなくする仕組みもあるんだよ（これについては，P.73で説明するよ）。

図1 病原体の多様性

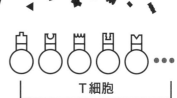

病原体

B細胞　　　T細胞

レパートリー（レパトア）

図2 リンパ球の多様性

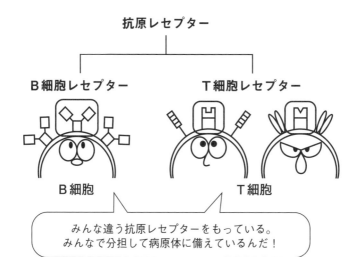

抗原レセプター

B細胞レセプター　　　T細胞レセプター

B細胞　　　T細胞

みんな違う抗原レセプターをもっている。
みんなで分担して病原体に備えているんだ！

それぞれのB細胞やT細胞はみんな違う抗原レセプターをもっているから，それぞれ違う病原体と反応できるんですね。でも，ちょっと待って！　そうだとすると，それぞれのリンパ球の数って，病原体と戦えるほどあるの？　少ない数でも，戦えるの？

4-3へ ▶▶▶

ちょっと待ってね，準備が必要

リンパ球のクローン増殖

適応免疫部隊は，特異性が違う100億種類ものリンパ球をつくり出す。だから，特定の特異性をもつ細胞の数はとても少ないことになる。では，適応免疫部隊は病原体の退治に出動するまでにどんな準備をしているのだろうか？　第3のキーワードは「クローン増殖」だ。

今度は誰の担当だい？：抗原特異的なリンパ球の選択

「わたしの体」の適応免疫部隊のリンパ球（B細胞とT細胞）の仲間を見渡すと，それぞれが特異性の異なる「抗原レセプター」をもっていて，全体として多様性に富んでいる。だから適応免疫部隊は，1人ひとりが自分の分担を責任をもって見張っている必要がある。例えば，「病原体A」が侵入してきたとしよう。このとき，ほとんどのリンパ球の抗原レセプターは病原体Aと反応できない。だから，何もできない。しかし，病原体Aに対する抗原レセプターをもったリンパ球だけは，病原体Aと強く結合できる。そして，病原体に選ばれたこのリンパ球は，「病原体が来た！」という信号を受け取って，反応を始めることになる。「今度は僕の出番だ！」ってね（図1）。

ドバッと増える：クローン増殖

だけど，病原体Aと反応できるリンパ球は，ごくわずかしかいない。相手の病原体はずんずん増殖する。これでは戦えない。だから，侵入してきた病原体に反応できるリンパ球は，感染をきっかけにドバッと増殖して増えるんだ。ドバッ！！てね。1つの細胞から増えた細胞の仲間は**クローン**と呼ばれる。1つの細胞から増殖したクローンは，同じ抗原レセプターをもっている。この**クローン増殖**こそが，時間を必要とする適応免疫の準備そのものなんだ（図2）。

準備がすんだら出動だ！：適応免疫部隊の出動

初めこそ数が少なくて心細いけれど，クローン増殖のおかげで同じ抗原特異性をもった十分な数のリンパ球が適応免疫部隊に生まれることになる。クローン増殖の時間が必要だけど，最初に反応したリンパ球から増殖したリンパ球のクローンがちからを合わせて病原体を退治する，これが適応免疫反応の基本的な戦法なんだよ。

図1 抗原特異的なリンパ球の選択

病原体A

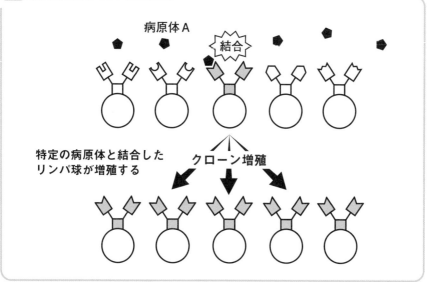

特定の病原体と結合した
リンパ球が増殖する

クローン増殖

図2 リンパ球のクローン増殖

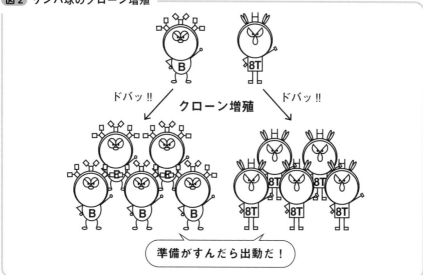

ドバッ!!

クローン増殖

ドバッ!!

準備がすんだら出動だ!

適応免疫部隊の特徴がだんだんわかってきました。でも，さっき，はかせは少し
気になることをいいました。「わたし」を攻撃するリンパ球が，偶然にできてし
まうってことです（P.68）。適応免疫部隊は，「わたし」を攻撃してこないですよ，
これっていったい？？

4-4へ　>>>

「わたし」に優しい，免疫部隊

自己寛容

免疫部隊が「わたし」を攻撃し始めたら，大変だ。ここでは，免疫部隊が自分を攻撃「しない」性質をもっていることを整理しよう。第4のキーワードは「自己寛容」だ。寛容とは受けいれること。適応免疫部隊は，「わたし」にはとても優しい防衛部隊なんだ。

自分を攻撃いたしません：自己寛容

　免疫部隊は，「わたしの体」や一緒に暮らしている善玉微生物（共生細菌：P.38）を攻撃しない。考えてみれば，食物だって「わたし」ではないけれど，攻撃しない。このように「わたし」自身や「わたし」のそばにあって危険でないものを攻撃しないで「受けいれる」性質を寛容と呼ぶんだよ。免疫部隊は，「わたし」を優しくスルーする自己寛容の性質をもっているんだね（図1）。

図1　自己寛容とは

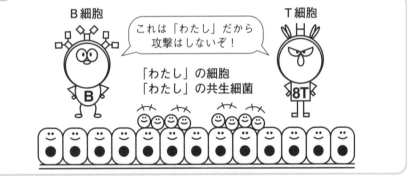

これは「わたし」だから
攻撃はしないぞ！

「わたし」の細胞
「わたし」の共生細菌

B細胞　　　　　　　　　　　　　　　　T細胞

テストに合格！　部隊に参加：リンパ球の選択

　自己寛容の性質をつくり出すために，適応免疫部隊のB細胞やT細胞は生まれてくる途中で厳しいテストを受けているんだ。病原体を見つけるために膨大な種類の抗原レセプターが準備されて，1つのB細胞やT細胞には1種類ずつ授けられるって説明をしたよね（P.68）。B細胞やT細胞は，生まれてくる途中で，それぞれがもっている抗原レセプターが異物を攻撃するのには有用でしかも「わたし」を攻撃しないってことを，厳しくチェックされる。そしてこのテストに合格したB細胞やT細胞だけが，晴れて適応免疫部隊に参加できるんだ。不合格に

なったB細胞やT細胞は，ほとんど死滅してしまう（**図2**）。厳しいけれど，これは仕方がない。このテストの様子は，第5章で説明するよ。

図2 分化・成熟過程でのリンパ球の選択

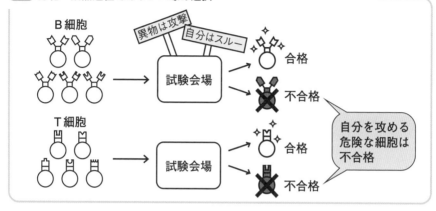

ブレーキ役も必要です：免疫が働きすぎない仕組み

それから，免疫部隊には免疫部隊が働きすぎないようにする仕組みもあるんだ。ちょうどブレーキのような役割さ（**図3**）。リンパ球が生まれてくる途中のテストも重要だけど，このブレーキの仕組みも同じくらい重要なんだ。このブレーキの仕組みについても，あとで説明しよう（P.117）。このようにテストとブレーキで，免疫部隊が「わたし」を攻撃しないようにできている。防衛反応が強力だから，安全には念には念を入れてあるんだね。

図3 自己反応性の調節機構

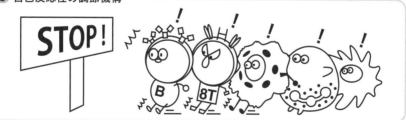

免疫部隊は，病原体に厳しくて「わたし」に優しくできているんですね。そうそう，免疫の働きといえば，同じ病気を繰り返さないっていうことが特徴でしたよね。これも適応免疫のおかげなんですか？　どうやって病原体をおぼえることができるの？

4-5へ ≫≫

おぼえているのは，リンパ球

免疫記憶

免疫の大切な働きの1つが，1度出会った病原体をおぼえていて同じ病気にかからないようにすることだったね（P.12）。適応免疫部隊に関する5つめのキーワードは「免疫記憶」だ。1度出会った病原体を忘れずにしっかりおぼえる免疫反応の秘密を説明するよ。

繰り返すほど，敏感に！：2度目の適応免疫反応は早くて強い

　適応免疫部隊が初めて出会った病原体と戦うためには，時間がかかる。これは，侵入してきた病原体と戦うことができるリンパ球の数が最初はとても少なくて，1度目の戦いを始めるまでに「クローン増殖」が必要なためだったね（P.70）。この間，だいたい1週間ほどかかるんだ。ところが，同じ病原体ともう1度出会った場合は，たった数日で2度目の戦いを始めることができる。それに，2度目の戦力は1度目よりも強い。適応免疫は，繰り返すと敏感になっていくんだ。だから，「2度目の感染は，なし」でいられるんだ（図1）。

適応免疫は，おぼえる：免疫記憶

　2度目の反応が早くて強くなるのは適応免疫の特徴で，自然免疫にはこのような反応は見られない。自然免疫の仲間は，1度目も2度目も同じにいつも目の前の相手とだけ戦っている。なぜ，適応免疫部隊だけおぼえることができるのかというと，クローン増殖して増えたリンパ球の一部が長い間生き残って，次の感染に備えることができるからなんだ。病原体との2度目の出会いは生き残った細胞の「記憶」を呼び起こすから，強くて早い防御ができる。一方，自然免疫部隊は寿命が短く，生き残る細胞はいない。だから**免疫記憶**は適応免疫部隊だけの優れ技だといえるんだ。

おぼえるのは，記憶リンパ球

　1度出会った病原体をおぼえているのはリンパ球で，**記憶リンパ球**と呼ばれる。病原体との戦いを経て長期間生き残ることができる，**記憶B細胞（メモリーB細胞）**と**記憶T細胞（メモリーT細胞）**だ（図2）。免疫のこのちからを活用するのがワクチンだ。いろいろな病原体によく効くワクチンのおかげで，「わたしの体」は多くの感染症に苦しまなくてもよくなったんだ。ブラボー!!

図1 病原体の再感染による適応免疫応答の強化

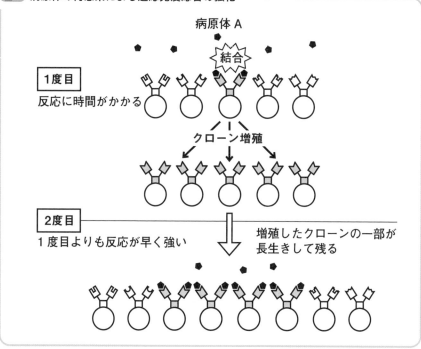

病原体 A

結合

1度目
反応に時間がかかる

クローン増殖

2度目
1度目よりも反応が早く強い

増殖したクローンの一部が
長生きして残る

図2 適応免疫による免疫記憶

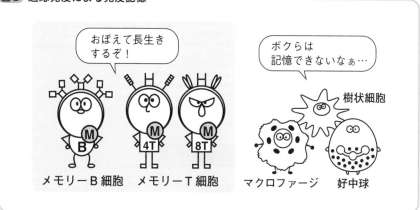

おぼえて長生き
するぞ！

ボクらは
記憶できないなぁ…

樹状細胞

メモリーB細胞　メモリーT細胞　マクロファージ　好中球

適応免疫の5つの特徴がわかりました。第1の特徴の「抗原特異性」について，もう少し教えてください。B細胞やT細胞は抗原レセプターを使って，どうやって抗原を認識するんですか？　何か違いがあるの？　それに「認識する」って，どういうこと？

4-6へ ≫≫≫

ずいぶん違うぞ，見分け方

B細胞とT細胞の抗原認識

ここでは，B細胞とT細胞の抗原認識の仕方について説明しよう。「認識する」とは，対象のことを明らかに把握するってことだ。「抗原の認識」とは，B細胞やT細胞の抗原レセプターに抗原となる物質が「結合する」こと，そしてそれを検出することなんだ。

同じじゃないぞ，B細胞とT細胞の抗原レセプター

B細胞の抗原レセプターとT細胞の抗原レセプターは，どちらも抗原特異的でよく似ているけれど，抗原の見分け方はまったく「違う」。それからB細胞レセプターには抗原を結合する場所が2つあるけれど，T細胞レセプターには抗原結合できる場所が1つしかない（**図1**）。B細胞とT細胞の抗原の見分け方の特徴を順番に見ていこう。

図1 B細胞レセプターとT細胞レセプター

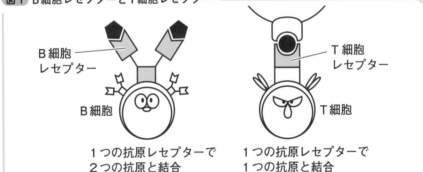

B細胞
レセプター

B細胞

1つの抗原レセプターで
2つの抗原と結合

T細胞
レセプター

T細胞

1つの抗原レセプターで
1つの抗原と結合

抗原は，そのままOK：B細胞の抗原認識

B細胞レセプターは，抗原をそのまま結合できるんだ。抗原となるのはありとあらゆる物質で，タンパク質や糖質や脂質や核酸やさまざまな化学物質が抗原になる。B細胞は細胞の外にあるありとあらゆる抗原を認識できるんだ。ここで爆弾発言だよ。B細胞レセプターは，それ自身がミサイルとして発射されて**抗体**になるんだ。どうだい，驚いたかい？　病原体をやっつけるためのミサイルが，B細胞の抗原レセプターそのものなんだからね（**図2**）。一方，次に説明するT細胞レセプターはT細胞から放出されることは，決してない。

第4章

適応免疫の基本ルール

図2 B細胞レセプターによる抗原認識

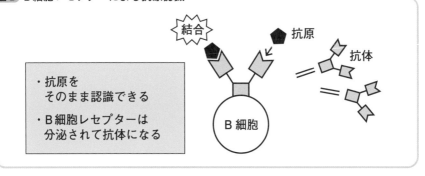

・抗原を
そのまま認識できる

・B細胞レセプターは
分泌されて抗体になる

抗原は，ちゃんと見せてね：T細胞の抗原認識

T細胞レセプターは，B細胞レセプターとは違って，別の細胞がもっている土台にのせられたタンパク質の断片（抗原ペプチド）と結合するんだ。この土台は**MHC分子**と呼ばれるタンパク質で，別の細胞の中でタンパク質抗原が分解されてできる抗原ペプチドがちょうどはまり込むような溝がある。そして，この溝に抗原ペプチドをはさみ込んでT細胞に見せる（提示する）働きをする（P.95）。T細胞レセプターは抗原ペプチドとMHC分子のセットに結合しているんだ。このように，T細胞は別の細胞の内部の状態を調べていることになる（**図3**）。ちょっと複雑だけど，この特徴も忘れずにおぼえておこう。

図3 T細胞レセプターによる抗原認識

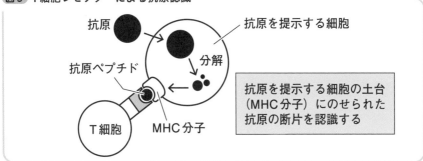

抗原を提示する細胞の土台
（MHC分子）にのせられた
抗原の断片を認識する

適応免疫反応の5つの特徴とリンパ球の抗原認識の仕方の違いがわかってきました。自然免疫部隊の戦いを引きついで，適応免疫部隊はどんな働き方をするのかな？　どんなメンバーが活躍するのかな？　教えてください。

4-7へ ▶▶▶

さぁ始めるよ，適応免疫

樹状細胞による抗原提示

よしきた，ここからは適応免疫がどのように進んでいくのかを順に紹介していこう。まずは，「わたしの体」に侵入した病原体の情報を伝える樹状細胞から始めよう。適応免疫反応は，樹状細胞がT細胞に病原体の侵入を伝えるところからスタートするんだ。

危ない敵が入ってきたぞ：樹状細胞の活性化

　病原体を食べた**樹状細胞**が，その情報を伝えにリンパ節に来ることは説明したね（P.54）。樹状細胞は，病原体の「危ない味」に気がつくと黙っていられない。活性化して，「本当に大変です，適応免疫を始めてください」というメッセージを込めた**補助刺激分子**をたくさんもつようになる（**図1**）。そして樹状細胞は，この危険を伝えに防衛基地の**リンパ節**にやってくるんだ。

図1 樹状細胞の活性化

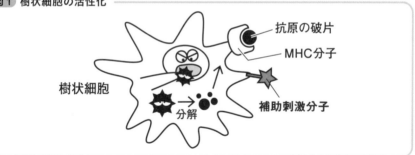

樹状細胞　　　　　　　　　　　　抗原の破片

MHC分子

分解　　　　　補助刺激分子

T細胞へ伝えるぞ：樹状細胞による抗原提示

　樹状細胞が，「病原体が来たぞー！」と伝える相手は適応免疫の中心選手のT細胞さ。このとき樹状細胞は，ばらばらにした病原体の破片を抗原としてMHC分子の土台にのせている。そして，T細胞に「抗原」と「適応免疫を始めてください！」というメッセージを込めた「補助刺激」の両方を伝えるんだ。それまで抗原に出会ったことのないT細胞（**ナイーブT細胞**と呼ばれているよ）は，抗原刺激と補助刺激の両方を受け取ると，初めて活性化される。これは自動車が動き始めるまでのことを思い浮かべるといい。ちょうど，抗原刺激でエンジンがかかり，補助刺激でアクセルが踏み込まれて，出発進行だ（**図2**）。活性化され，病

原体を排除するちからをもったT細胞（**エフェクターT細胞**）は，次に説明する
キラーT細胞や**ヘルパーT細胞**として働き始めるんだ。

図2 樹状細胞による抗原提示

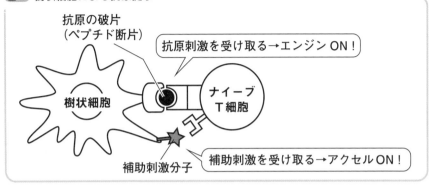

ナンバーワンは樹状細胞：プロフェッショナル抗原提示細胞

　このようにナイーブT細胞を抗原特異的に活性化する特別な働きを**抗原提示**
というんだ。樹状細胞のほかにもマクロファージとB細胞が抗原提示ができるの
で，**プロフェッショナル抗原提示細胞**と呼ばれている。だけど，何といっても抗
原提示の働きが強いのは，樹状細胞なんだ（**図3**）。だって，病原体の危険な味
で活性化された樹状細胞は，補助刺激分子をたくさんもっているからね。

図3 プロフェッショナル抗原提示細胞としての樹状細胞

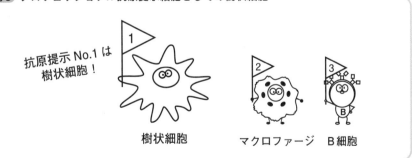

病原体の情報を適応免疫部隊に伝える抗原提示にはプロフェッショナルがいて，
樹状細胞がチャンピオン。そして，樹状細胞がナイーブT細胞を活性化すること
が適応免疫反応の始まりに大切なんですね。抗原提示細胞で活性化されたT細胞
は，どんな働きをするの？

4-8へ ≫≫≫

目覚めよ，殺し屋T細胞

キラーT細胞は，感染細胞を破壊

T細胞は，キラーT細胞とヘルパーT細胞に大きく分けることができるんだ。キラーT細胞は，目印としてCD8分子をもっている「殺し屋T細胞」だ。まず，眠れるナイーブCD8T細胞が活性化されて，キラーCD8T細胞として働くまでの様子を説明しよう。

まだまだナイーブ，働けません：ナイーブCD8T細胞

活性化される前のリンパ球は，**ナイーブリンパ球**と呼ばれていて，ほとんど何もできない。このナイーブリンパ球が活性化されて，働く力をもつと**エフェクターリンパ球**と呼ばれるようになるんだ。CD8T細胞もこれに当てはまる。**ナイーブCD8T細胞**は何もできないけれど，樹状細胞から抗原刺激と補助刺激を受け取ると，初めて活性化できるんだ。さぁ，樹状細胞がリンパ節にやってきたぞ。

しゃきっと目覚めて，エフェクター：キラーCD8T細胞

ナイーブCD8T細胞は次々に樹状細胞のところへ集まってきて，自分が働けるかどうか調べていく。そして，樹状細胞がもっている抗原にぴったり反応できる抗原レセプターをもっているナイーブCD8T細胞だけが選ばれて，抗原刺激と補助刺激を受けて「さぁ，君の出番だよ！」と活性化されるんだ。するとCD8T細胞は，しゃきっと目覚めてエフェクター細胞，つまり**キラーCD8T細胞**になる。そして，クローン増殖してドバッと増えるんだ（**図1**）。いったんエフェクターT細胞になると，もう補助刺激がなくても特異的な抗原があるだけで，働けるようになる。これも重要なポイントの1つなんだよ。

悪く思うな，死んでくれ：抗原特異的な感染細胞の破壊

キラーCD8T細胞の主な働きは，ウイルスに感染した細胞を破壊することさ。ウイルス感染細胞の表面には，ウイルスに由来する抗原が目印として存在する。そして，キラーT細胞は特異的に反応できるウイルス感染細胞をきっちり見つけ出すと，クールにいうんだ，「悪く思うな，死んでくれ」とね。そして，感染細胞はウイルスも道連れにして破壊される（**図2**）。こうやって，ウイルスの感染が食い止められるんだ。

図1 ナイーブCD8T細胞の活性化と，エフェクターCD8T細胞への分化

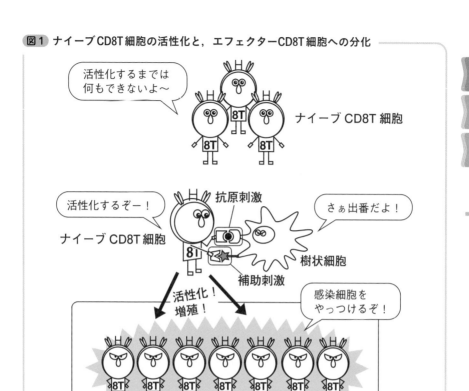

図2 キラーCD8T細胞によるウイルス感染細胞の破壊

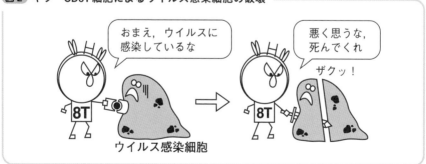

ナイーブリンパ球が活性化されると，目覚めてエフェクターリンパ球になるんですね。ナイーブCD8T細胞は，目覚めてウイルス感染細胞を破壊するキラーCD8T細胞になりました。ではCD4T細胞は，どうなるんですか？

4-9へ ≫≫

目覚めよ，お助けT細胞

ヘルパーT細胞は，免疫反応をヘルプ

> ヘルパーT細胞は，CD4分子を目印としてもっていて，適応免疫反応が適切に進んでいくために重要な司令塔として働いている。キラーT細胞がもっぱら「殺し屋」として働くのに対して，「お助けT細胞」として働くヘルパーCD4T細胞の働きは，いろいろあるんだ。

やっぱりナイーブ，働けません：ナイーブCD4T細胞

　ナイーブリンパ球のうち，CD4T細胞は活性化してヘルパーCD4T細胞になる。そして，免疫反応がきちんと進むように免疫部隊をヘルプするんだ。**ナイーブCD4T細胞**が活性化されるためには，やっぱり樹状細胞がもっている抗原刺激と補助刺激の2つが必須のアイテムだ。リンパ節では，ナイーブCD4T細胞が次々に樹状細胞のところにやってきて，自分が働けるかどうかを調べているよ（**図1**）。

しゃきっと目覚めて，エフェクター：ヘルパーCD4T細胞

　樹状細胞から抗原刺激と補助刺激を受け取ったナイーブCD4T細胞は，しゃきっと目覚めてエフェクター機能を獲得し，**ヘルパーCD4T細胞**になる。そして，ドバッとクローン増殖して，免疫反応に備えるんだ。ここまでは，キラーCD8T細胞とよく似ている。でも，ヘルパーCD4T細胞の任務は，自分がきっちりと反応できる抗原に対する適応免疫反応をヘルプして，きちんと進めることにある。

働きいろいろ，司令官：ヘルパーCD4T細胞の主な働き

　ヘルパーCD4T細胞は，まさに適応免疫反応の司令官なんだ。そして，その主な働きに，マクロファージを活性化して殺菌力を強めることと，B細胞が抗体をつくるのを助けることがある（**図2**）。マクロファージは食べる専門家だけど，実力を発揮するためにヘルパーT細胞のヘルプが必要になる（P.84）。B細胞は抗体づくりの専門家だけど，抗体をつくり始めるにはヘルパーT細胞のお墨付きが必要だ（P.86）。ヘルパーT細胞はさまざまな**サイトカイン**を分泌して，さまざまな適応免疫反応をヘルプする。そして，ナイーブCD4T細胞がどんな働きをもったヘルパーT細胞になるかは，樹状細胞から抗原提示を受ける環境に大きく影響を受けているんだよ（P.160）。

図1 ナイーブCD4T細胞の活性化と，エフェクターCD4T細胞への分化

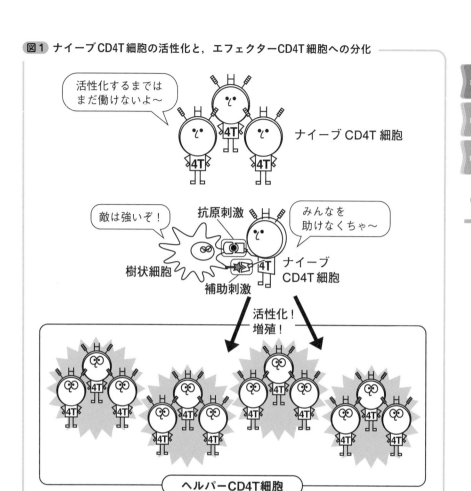

図2 ヘルパーCD4T細胞の主な働き

・マクロファージの活性化

・B細胞による抗体産生の誘導

ヘルパーT細胞の働きにはいろいろあって，マクロファージの活性化もその1つ
なんですね。適応免疫部隊のヘルパーT細胞が自然免疫部隊のマクロファージを
助けるって，ちょっと驚き。ヘルパーT細胞はどうやってマクロファージをヘル
プするのですか？

4-10へ >>>

かくれた細菌，逃がさんで！

マクロファージの活性化

食べる専門家のマクロファージは，多くの場合，食べた病原体を消化して殺菌できる。でも，なかにはマクロファージの中で生き延びる強者がいる。そんな病原体を退治するためには，ヘルパーT細胞によるマクロファージの活性化が必要になるんだ。

悪いやつらがいたもんだ：マクロファージに寄生する病原体

　マクロファージは病原体を見つけると，これを食べ尽くして退治しようとする。多くの場合は，問題ないのだけれど，なかには**結核菌**のようにマクロファージがもっている殺菌メカニズムをすり抜けて，マクロファージに寄生し続ける病原体がいるんだ（**図1**）。こんな強者を放っておくわけにはいかない。こんなときは，ヘルパーT細胞のヘルプが必要になるんだ。

図1 マクロファージに寄生する病原体

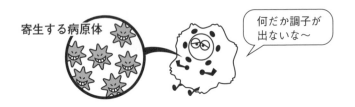

寄生する病原体

何だか調子が
出ないな〜

こんな悪者，食べました：マクロファージによる抗原提示

　マクロファージは食作用で取り込んだ病原体の一部を消化して，ばらばらに分解する。そして，分解した病原体の一部を抗原としてMHC分子の土台にのせて，自分の表面に提示するんだ。ヘルパーT細胞に向けて，「こんな悪者食べました。でも，なんだか消化不良ぎみで…」ってね。するとヘルパーT細胞がやってきて，ヘルプできるか調べていく。樹状細胞に活性化されたヘルパーT細胞は，マクロファージを活性化するちからをもっているんだ。

もっとがんばってね！：ヘルパーT細胞によるマクロファージの活性化

　マクロファージが提示している病原体の断片を調べて自分が担当する抗原だと

気がつくと，**ヘルパーT細胞**はマクロファージを刺激する**サイトカイン**（IFN-γ など）を分泌してマクロファージをヘルプするんだ（P.99）。ヘルパーT細胞は樹状細胞から危険を知らされているからいうのさ，「もっと働いて細菌を退治してください！」ってね。ヘルプを受けて活性化されたマクロファージは，殺菌力をパワーアップして，寄生した細菌を殺菌できるようになる（**図2**）。消化不良も解消だね。そして，侵入した細菌に対する炎症反応を増強する炎症性サイトカイン（P.61）もたくさんつくって，防御反応を増強するんだ。

図2 ヘルパーT細胞によるマクロファージの活性化

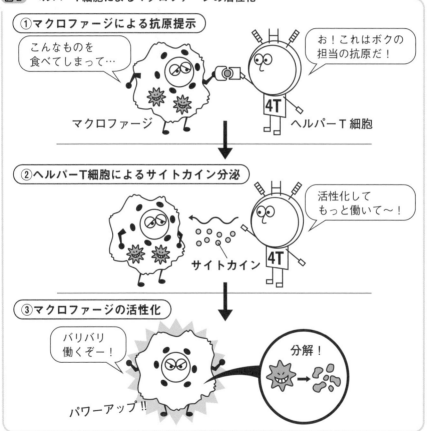

①マクロファージによる抗原提示

こんなものを食べてしまって…

お！これはボクの担当の抗原だ！

マクロファージ　　　　　　　ヘルパーT細胞

②ヘルパーT細胞によるサイトカイン分泌

活性化してもっと働いて〜！

サイトカイン

③マクロファージの活性化

バリバリ働くぞー！

分解！

パワーアップ!!

なるほど，ヘルパーT細胞はマクロファージを活性化して病原体の退治を助けるんですね。ヘルパーT細胞のもう1つの大切な働きは，B細胞のヘルプですよね。ヘルパーT細胞は，どうやってB細胞が病原体に特異的な抗体をつくるのを助けるのですか？

4-11へ ▶▶▶

抗体ミサイルで撃退だ

B細胞による抗体産生

抗体は，病原体を撃退するミサイルだ。ミサイルがむやみにつくられないように，B細胞が抗体をつくって分泌するためには，同じ病原体に反応できるヘルパーT細胞のお墨付きが必要なんだ。適応免疫部隊は，病原体を退治するためにみんなで協力しているんだね。

こんな悪者見つけました：B細胞が病原体を捕まえる

B細胞は自分の抗原レセプターに病原体が結合すると，これを取り込んで分解することができる。そして，B細胞は「おや？　何かいる」と少しだけ活性化されるけれど，まだ抗体をつくらない。本当に抗体をつくっていいのかなぁと，同じ病原体に反応するヘルパーT細胞を探すんだ。B細胞も慎重派だからね（**図1**）。

OK，抗体つくってください：ヘルパーT細胞によるB細胞の活性化

次にB細胞は，ばらばらにした病原体を抗原としてMHC分子の土台にのせて提示するんだ。「こんなの見つけちゃったけど，どうする？」ってね。すると，ヘルパーT細胞がやってきて，ぴったり反応できる抗原かどうか調べてくれる（**図2-①**）。**ヘルパーT細胞**は樹状細胞から自分が担当する病原体が来ていることを知らされている。だから，自分が反応できる抗原を提示するB細胞を助けて抗体づくりをヘルプできる。そんなB細胞を見つけたら，ヘルパーT細胞はいうのさ，「あなたの抗体が必要です！　どんどんつくってください」ってね。そして，お墨付きとしてB細胞を刺激する**サイトカイン**を分泌するんだ（**図2-②**，P.99）。

OK，抗体つくります：抗体産生細胞への分化

ヘルパーT細胞のお墨付きをもらったら，B細胞は一気に増殖して仲間を増やす。そして，もともともっている自分の抗原レセプターを**抗体**ミサイルに変換して，これをびしびしとつくり始めるんだ。自分の抗体が役に立つとわかったら，迷いはないよね。B細胞は**抗体産生細胞**（**形質細胞**とも呼ばれるよ）に分化する（**図2-③**）。こうして，B細胞とT細胞が協力して，侵入してきた病原体に特異的な抗体がつくられるようになるんだ。

図1 B細胞による病原体の捕捉

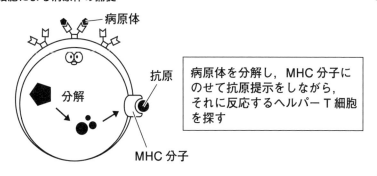

病原体を分解し，MHC分子に
のせて抗原提示をしながら，
それに反応するヘルパーT細胞
を探す

図2 ヘルパーT細胞によるB細胞の活性化と抗体産生細胞への分化

①B細胞による抗原提示

こんなのがいたよ

これはボクも
知ってるぞ！

B細胞　　ヘルパーT細胞

②B細胞の活性化

活性化して
あなたの抗体を
つくってください

サイトカイン

③抗体産生細胞への分化

増殖して抗体産生細胞へ分化

抗体

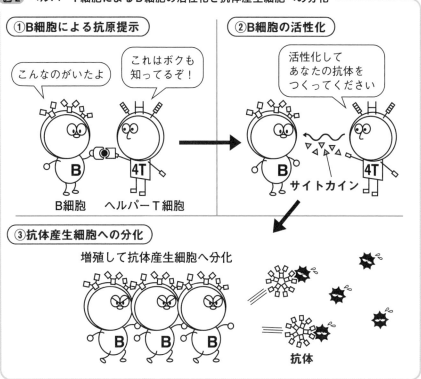

ここまでのお話で，適応免疫部隊のメンバーがだいたい出そろったみたいです
ね。適応免疫部隊のみんなが協力して，「抗原特異的な」防御反応を営んでいる
様子がちょっとわかった気がします。ここでいったん，全体を見渡してみたい
なぁ。

4-12へ ≫≫≫

適応免疫反応の進み方

細胞性免疫と体液性免疫

よしきた，ここまでの適応免疫部隊のお話を見渡してみよう。そして，適応免疫部隊の防衛反応を「細胞性免疫」と「体液性免疫」という観点で整理しておこう。ここでは，なぜ抗原特異的に適応免疫反応が進むのか，説明できるようになっておけばOKだ（**図1**）。

樹状細胞による抗原提示と適応免疫の開始

適応免疫反応は，病原体を取り込んで活性化した**樹状細胞**がリンパ節へやってくるところから始まったね（P.54）。樹状細胞は，病原体に由来する抗原と補助刺激分子の両方をもってリンパ節にやってくる。だから**ナイーブCD8T細胞**と**ナイーブCD4T細胞**を活性化し，エフェクターT細胞に分化させることができるんだ（P.78）。このとき，たくさんの種類のナイーブT細胞から，抗原特異的に反応できるナイーブT細胞だけが選ばれてクローン増殖するんだった（P.70）。

キラーT細胞やマクロファージが働く免疫反応：細胞性免疫反応

活性化したCD8T細胞は，**キラーCD8T細胞**としてウイルス感染細胞を見つけ出し，これを破壊する（P.80）。一方，活性化したCD4T細胞は，**ヘルパーCD4T細胞**として働いてさまざまな免疫反応を調節する（P.82）。ヘルパーT細胞のヘルプは**サイトカイン**によって伝えられるんだったね。そして，ヘルパーT細胞の働きの1つが**マクロファージ**の活性化で，マクロファージの殺菌力を増強する（P.84）。キラーT細胞や活性化マクロファージなどが働く反応は，細胞が直接働くから**細胞性免疫**と呼ばれる。ぜひおぼえておこう。

抗体が働く免疫反応：体液性免疫反応

ヘルパーT細胞のもう1つの重要な働きに，B細胞の活性化がある（P.86）。ヘルパーT細胞は，「ヘルプ」を待っているB細胞を見つけて抗体をつくるお墨付きとしてB細胞を刺激するサイトカインを出す。すると，B細胞は自分の抗原レセプターを抗体に変えて病原体の攻撃を始めるんだ（P.86）。抗体は体液中に存在するから，抗体が働く免疫反応を**体液性免疫**と呼ぶんだよ。これもぜひおぼえておこう。

図1 細胞性免疫と体液性免疫

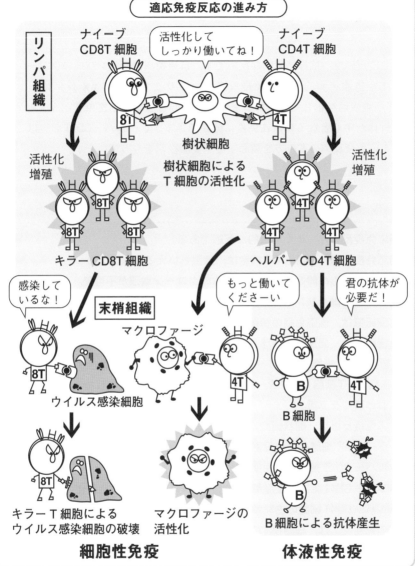

適応免疫部隊の働きって2つに大きく分けられるんですね。1つはキラーT細胞
やマクロファージが働く「細胞性免疫」で，もう1つは抗体が働く「体液性免疫」。
抗体は体液に含まれるから「体液性」。これ，おぼえちゃいました。

まとめへ ≫≫≫

ここまでのまとめ

適応免疫反応は，抗原特異的な反応です。抗原特異的なリンパ球のクローン増殖を経て，抗原特異的な適応免疫反応が始まります。適応免疫反応は，キラーCD8T細胞や活性化したマクロファージが中心となる細胞性免疫とB細胞が産生した抗体が中心となる体液性免疫に分類できます。ヘルパーCD4T細胞はこのような適応免疫反応の進み方を調節する重要な役割をもっています。

✓ 理解度チェック

☐ 適応免疫反応は，抗原特異的な反応である。　　　　　　　　　　▶▶ 4-1

☐ 適応免疫で働くB細胞やT細胞は，無限といえる多様性をもつ。　　▶▶ 4-2

☐ 適応免疫反応の開始には，リンパ球のクローン増殖が不可欠。　　▶▶ 4-3

☐ 適応免疫で働くリンパ球は，自己を攻撃しない（自己寛容）。　　▶▶ 4-4

☐ 免疫記憶は，適応免疫の特徴である。　　　　　　　　　　　　　▶▶ 4-5

☐ 免疫記憶は，記憶リンパ球（記憶B細胞と記憶T細胞）が担う。　▶▶ 4-5

☐ B細胞は，B細胞レセプターを使って抗原をそのまま認識。　　　▶▶ 4-6

☐ T細胞は，T細胞レセプターを使ってMHC分子に提示された
　抗原の断片を認識。　　　　　　　　　　　　　　　　　　　　　▶▶ 4-6

☐ 適応免疫反応は，樹状細胞によるT細胞への抗原提示で始まる。　▶▶ 4-7

☐ キラーCD8T細胞の主な役割は，ウイルス感染細胞の破壊。　　　▶▶ 4-8

☐ ヘルパーCD4T細胞は，免疫反応の進み方を調節する　　　　　　▶▶ 4-9

☐ ヘルパーCD4T細胞の主な働き（1）：マクロファージの活性化。　▶▶ 4-10

☐ ヘルパーCD4T細胞の主な働き（2）：B細胞の抗体産生を促進。　▶▶ 4-11

☐ 適応免疫反応は，細胞性免疫と体液性免疫に分類できる。　　　　▶▶ 4-12

☐ 細胞性免疫は，細胞が直接働く。体液性免疫は，抗体が主役。　　▶▶ 4-12

レクチャープラス —ここまでをもう少しくわしく—

〈4-1〉病原体によるリンパ球の「クローン選択」

　適応免疫反応が始まるまでの準備段階として，病原体と反応できる抗原特異性をもったリンパ球のクローン増殖が必要であることを説明しました（P.70）。無限ともいえる多様性をもつリンパ球の中から，特定の抗原特異性をもつリンパ球が増殖するこの過程は，病原体が特定のリンパ球を選び出して（選択して）増殖させる**クローン選択**の過程であるとみることができます。この考えは，ほとんど無限ともいえる抗原に対して特異的な抗体をつくることができるのはなぜか？という問いに対する仮説としてオーストラリアの免疫学者**Burnet**により1957年に**クローン選択説**として初めて提唱されました。特異抗体の産生機構については，抗体の可変部が抗原の構造を鋳型として折りたたまれてできあがるとする「鋳型説」も唱えられましたが，その後の研究の発展で鋳型説は否定されクローン選択説が正しいことが示されています。このような，抗原によるリンパ球のクローン選択は，環境に適した個体が選択されて生き残ると考えるダーウィン進化における自然選択とよく似たルールであると考えることができます。

〈4-2〉「抗原レセプター」と「抗原」「エピトープ」

　適応免疫反応で中心となるB細胞やT細胞は**抗原レセプター**を発現しています。B細胞の抗原レセプターを**B細胞レセプター**（B cell receptor：BCR），T細胞の抗原レセプターを**T細胞レセプター**（T cell receptor：TCR）と呼びます（**図1**）。そして，抗原レセプターと結合する物質を抗原（antigen）と呼びます。

　本文で「きっちりレセプター」と紹介したように，抗原レセプターは抗原の微細な構造の違いを認識するために，抗原分子のごく一部を認識して結合します。抗原レセプターのうち，抗原と結合する部分は**抗原結合部位**と呼ばれ，抗原分子のうち，抗原レセプターと結合する部分は，抗原の性質を決めるので**抗原決定基（エピトープ）**と呼ばれます（**図2**）。立体的な視点でくわしく眺めると，抗原レセプターの抗原結合部位と抗原の抗原決定基はちょうど鍵と鍵穴のように相互に

図1 抗原レセプターの構造

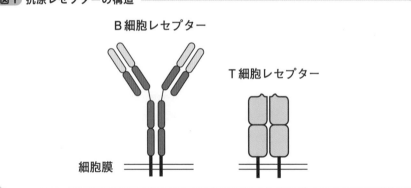

B細胞レセプター

T細胞レセプター

細胞膜

図2 抗原とエピトープ

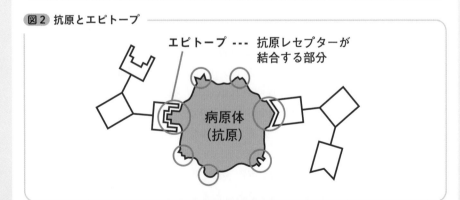

エピトープ ･･･ 抗原レセプターが
　　　　　　　　結合する部分

病原体
（抗原）

ピッタリ収まる関係にあり、このような性質は**立体的相補性**と呼ばれます。この立体的な相補性のおかげで、抗原レセプターは特定の抗原と特異的に結合できます。この結合を支えているのは非共有結合で、ファンデルワールス力や疎水性結合などの分子間力が働いています。

〈4-3〉抗体の構造と働き（1）：抗体の基本構造

　抗体は、**免疫グロブリン**（immunoglobulin：Ig）と呼ばれるタンパク質です。そして、抗体はB細胞の抗原レセプターである**B細胞レセプター**（BCR）が分泌型に変換された分子です（**図1**と**図3**）。

　ここでは基本となるIgGクラスの抗体を取り上げて、その構造を説明します。IgG分子はY字型をした分子で、2本の同一のH鎖（**重鎖**）と2本の同一のL鎖（**軽鎖**）の計4本のポリペプチド鎖で構成されます（**図3**）。そして、IgG分子は2つの異なる領域に分けられます。その1つはY字型のIgG分子の根の部分に相当する**定常部**（constant region：C領域）で、IgG抗体分子間で定常部の構造に違いはありません。もう1つはY字型のIgG分子の2カ所の先端部分に相当する**可変部**（variable region：V領域）で、可変部は抗体ごとに異なる構造をもっています。

　抗原と結合できるのは可変部の中に形成される**抗原結合部位**です。H鎖とL鎖はともに定常部と可変部からなります。可変部のなかで特に抗体ごとの違いが著しい部分がH鎖とL鎖にそれぞれ3カ所ずつあり、**超可変部**（hypervariable

図3 IgG抗体の構造

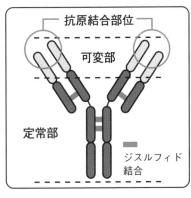
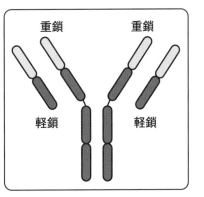

region）と呼ばれます。抗原結合部位はH鎖の可変部とL鎖の超可変部で構成されています。H鎖やL鎖の可変部は，遺伝子再編成を経て抗体ごとに異なった構造に（つまり異なったアミノ酸配列に）なります（P.106）。

〈4-4〉抗体の構造と働き（2）：抗体の５つのクラス

　次に，抗体の5つのクラスについて説明します。抗体はH鎖の種類により5つのクラス（IgM, IgD, IgG, IgA, IgE）に分類されます（**表1**）。つまり，抗体はクラスごとに異なったH鎖の定常部をもつことになります。すべての抗体は，IgGのように2本のH鎖と2本のL鎖からなる基本構造をもっています（**図4**）。**IgD**抗体と**IgE**抗体も**IgG**抗体と同様の構造をとっています。これに対して，**IgM**抗体はこの基本構造が5分子集まったような構造（五量体構造）をとります。また，**IgA**抗体は二量体（または単量体）として存在します。このような抗体のクラスごとの特徴は，H鎖の定常部位によって決まり，抗体はクラスごとに異なった役割分担をもっています。抗体のクラスごとの働きは，第7章で説明します。

表1 抗体クラスとH鎖

抗体クラス	IgG	IgD	IgE	IgM	IgA
抗体のH鎖	γ鎖	δ鎖	ε鎖	μ鎖	α鎖
構造	単量体	単量体	単量体	五量体	二量体 または単量体

図4 抗体の構造

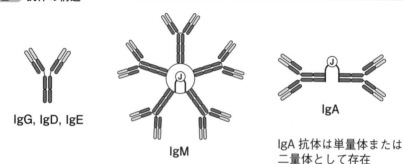

IgG, IgD, IgE

IgM

IgA

IgA抗体は単量体または
二量体として存在

〈4-5〉 T細胞の抗原認識とMHC拘束性

　T細胞レセプター（TCR）はα鎖とβ鎖の2本のポリペプチド鎖で構成されます。B細胞レセプター（BCR）のH鎖やL鎖と同様に，TCRのα鎖とβ鎖も定常部と可変部から構成され，α鎖の可変部とβ鎖の可変部の組み合わせにより1つの**抗原結合部位**が形成されます。しかし，BCRは分泌されて抗体になるのに対して，TCRは分泌されることなく常に膜結合型として存在します。

　TCRはMHC分子に提示された抗原ペプチドを認識します（P.77）。少しくわしく説明すると，MHC分子にはMHCクラスⅠとMHCクラスⅡが存在し，キラーT細胞として働くCD8T細胞はMHCクラスⅠ分子に提示された抗原を，ヘルパーT細胞として働くCD4T細胞はMHCクラスⅡ分子に提示された抗原を認識します（**図5**）。このように，T細胞が認識できる抗原がMHC分子に提示されたものに限られることを**MHC拘束性**と呼びます（より正確には，自己MHCに提示された抗原を認識します。P.114参照），この現象を発見した**Zinkernagel**と**Doherty**は1996年にノーベル賞を受賞しています。なお，CD8分子はMHCクラスⅠ分子に，CD4分子はMHCクラスⅡ分子に結合してT細胞の抗原認識を助けています。

図5 CD8T細胞およびCD4T細胞による抗原認識

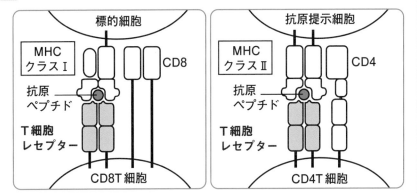

〈4-6〉 MHC分子による抗原提示

MHC（major histocompatibility complex）分子には，**MHCクラスⅠ分子**と

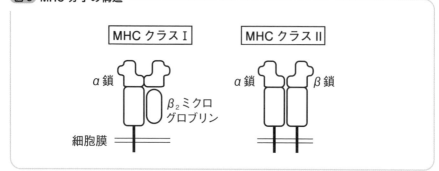

図6 MHC 分子の構造

MHC クラス I

α 鎖　　β_2ミクログロブリン

MHC クラス II

α 鎖　　β 鎖

細胞膜

MHCクラスII分子の2つのクラスが存在します（**図6**）。MHCクラスI分子は，赤血球を除くすべての体細胞に発現しており，MHCクラスI α 鎖と**β_2ミクログロブリン**から構成されています。一方，MHCクラスII分子は，**プロフェッショナル抗原提示細胞**（P.79）などの特別な細胞にだけ発現していて，MHCクラスII の α 鎖と β 鎖で構成されています。

　MHC分子はT細胞が抗原を認識する際に，抗原ペプチドを提示する「土台」として働きます（P.77）。MHC分子に提示される抗原は，その由来によりどちらのMHCに提示されるかが決まります（**図7-左**）。MHCクラスI分子は，細胞質内でつくられたタンパク質抗原がプロテアソームで分解されてできた抗原ペプチドを捕えて，細胞表面に提示します。例えば，細胞に感染したウイルス由来の抗原はMHCクラスI分子に提示されます。一方，MHCクラスII分子は，細胞外から取り込まれ，その後分解された抗原ペプチドを提示します。例えば，細胞外細菌に由来する抗原は，MHCクラスII分子に提示されます。また，自己成分としてつくられたタンパク質もいずれかの経路でMHC分子に提示されます。

　ただし，このルールには例外があって，T細胞に抗原を提示する能力が最も高い樹状細胞は，細胞外から取り込んだ抗原をMHCクラスII分子だけでなくMHCクラスI分子にも提示する特別な能力をもっています。**樹状細胞にみられるこのような抗原提示経路は，抗原提示経路が交差することから**クロスプレゼンテーション**と呼ばれます（**図7-右**）。クロスプレゼンテーションは樹状細胞が外部から取り込んだ抗原をナイーブCD8T細胞に提示して，活性化するときに重要な経路となります。

図7 抗原処理と抗原提示

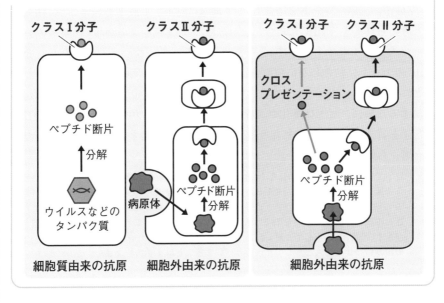

〈4-7〉 MHC分子は「わたし」の目印

　MHC分子のもう1つの大切な働きは，免疫学的な「わたし」の目印として働くことです。MHCとはmajor histocompatibility complexの略称で，**主要組織適合複合体**を意味しています。どうも耳慣れない言葉ですが，これは臓器移植と深く関わっていて，MHC分子は「移植した臓器が，臓器の提供を受けた人に生着するか（適合するか）を決める主要な働きをする分子」であることを意味します。

　なぜMHC分子が「わたし」の目印になるのでしょうか？　ヒト全体でMHC分子の種類を調べてみるととても多くの種類があることがわかっています。そして，個人は特有の組み合わせでMHC分子を保有するため，他人との間でMHC分子の組み合わせを比べると，これが一致することはまずありません*。このため，MHC分子が異なる人の間では，移植した臓器が提供を受けた人の免疫系によって「非自己の異物」と認識されて拒絶されてしまいます。一方，MHCが同一の人の間では移植した臓器は臓器の提供を受けた人の免疫系によって「わたし」と識別されて生着できるのです。このように，MHCは免疫学的な「わたし（自己）」を規定する分子として働きます。

では，なぜヒト全体でMHCに多くの種類があるのでしょうか？　これはMHC分子が抗原ペプチドを結合して，T細胞に提示する働きをもつことに関連すると考えられます。MHCに結合しない抗原には，T細胞反応が起こりません。もし，全人類が1セットのMHC分子だけしかもっていなかったとしたら，そのMHCのセットに結合しない病原体に対しては適応免疫反応が有効に起こらないことになります。これでは人類は感染症で絶滅しかねません。このような問題を解決するために，ヒトは進化の過程で，ヒトという種の中に多くの種類のMHC遺伝子を蓄えて，多くの病原体と戦える集団をつくり出すことに成功したのだろうと考えられます。

＊：ヒトでは，MHCの別名を**HLA**（human leukocyte antigen）と呼びます。ヒトMHCクラスⅠに該当するのはHLA-A，HLA-BとHLA-Cで，ヒトMHCクラスⅡに該当するのが，HLA-DP，HLA-DQとHLA-DRです。ヒト全体でみると，それぞれのHLA遺伝子についてたくさんの種類があり，多いものでは数百種類が存在します（これをHLA遺伝子の**多型**と呼びます。**図8**）。そして，個人個人はHLAを異なる組み合わせで保有しているため，HLAの組み合わせを他人どうしで比べると一致することはまずありません。

なお，ヒトではHLA遺伝子のセットをそれぞれの親から1組ずつ受け継ぎます。これらのセットは**ハプロタイプ**と呼ばれ，1セットは母親から，もう1セットは父親から受け継がれます。このため，親と子はHLA遺伝子の約50%を共有することになります。

図8　ヒトMHC（HLA）遺伝子の多型

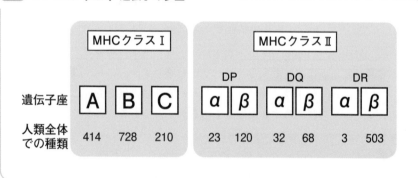

〈4-8〉ナイーブリンパ球の活性化に必要な2種類の刺激

　ナイーブリンパ球は活性化して**エフェクターリンパ球**になり，適応免疫反応に参加します。抗原に対するナイーブリンパ球の反応は，抗原がリンパ球の抗原レセプターへ結合するだけでは不十分で，第2のシグナルを必要としています。こ

れはリンパ球の活性化が不適切に起こり自己組織を傷害することを防ぐための安全策であるといえます。

　ナイーブT細胞は通常，活性化して補助刺激分子を発現するようになった樹状細胞から，**抗原刺激**と**補助刺激**を受けて活性化されます（P.78）。B細胞は，ほとんどの場合，ヘルパーT細胞からの「補助」がなければ抗体の産生を始めません（P.86）。このため，ナイーブT細胞の活性化が，実質的に適応免疫反応の開始点であるといえます。ナイーブT細胞が活性化してエフェクターT細胞になると補助刺激への依存性は低下し，抗原刺激だけでエフェクター機能を発揮できるようになります。

〈4-9〉T細胞の働きを決めるエフェクター分子

　T細胞を働きで分類すると，キラーT細胞とヘルパーT細胞に大別できます。CD8T細胞がキラーT細胞として働き（P.80），CD4T細胞がヘルパーT細胞として働きます（P.82）。どちらのT細胞もMHC分子に提示された抗原を特異的に認識して働くのに，なぜ一方が「殺し屋」となり，一方が「司令官」となるのでしょうか？ これは，それぞれのT細胞が抗原を認識した後に産生または放出する機能分子（**エフェクター分子**）の違いで説明できます。キラーT細胞は，**サイトトキシン**（細胞毒）を放出して標的となる細胞を殺します。キラーT細胞は細胞内にサイトトキシンを蓄えており，標的となる細胞に向けてこれを放出し，標的細胞にアポトーシスを誘導して殺します。一方，ヘルパーT細胞は，**サイトカイン**を放出します（サイトカインとは，細胞でつくられて他の細胞や産生細胞自身に働くタンパク質のこと）。サイトカインには，IFN-γなどのマクロファージを活性化するものや，IL-4などのB細胞を活性化するものなど作用が異なるさまざまな種類のサイトカインがあり，つくられるサイトカインによって，ヘルパーT細胞の働きが異なってきます。T細胞の働きについては，第8章でくわしく説明します。

〈4-10〉自然免疫で働くリンパ球（1）

　B細胞やT細胞は適応免疫で働くリンパ球であり，リンパ球が適応免疫反応の主役です。しかし，リンパ球であっても，主として自然免疫で働くリンパ球が存在します。例えば，皮膚などの上皮細胞で働く**γδ型T細胞**や病原体の多糖抗原

に対する抗体をつくる**B-1細胞**やNK細胞とT細胞の両者のマーカー分子をもつ**NKT細胞**は，リンパ球でありながら，自然免疫系の細胞のように振る舞います（**表2**）。これらの細胞は発現している抗原レセプターの多様性が乏しく，限られた抗原とだけ反応する特徴をもっているため，自然免疫での働きに適しています。一方，最近の研究から，リンパ球であってもNK細胞のように抗原レセプターをもたない一群のリンパ球が自然リンパ球（innate lymphocyte：ILC）として発見され，生体防御反応に重要な役割を果たすことが明らかにされています。自然リンパ球については別にまとめて紹介します（P.184）。

表2　自然免疫で働くリンパ球

リンパ球	特徴
γδ型T細胞	・皮膚などの上皮細胞間に分布 ・γδ型TCRをもつ ・抗原レセプターの多様性が乏しい
B-1細胞	・病原体の多糖抗原に対する抗体をつくる ・抗原レセプターの多様性が乏しい
NKT細胞	・NK細胞とT細胞のマーカーをもつ ・サイトカインを急速に産生する ・抗原レセプターの多様性が乏しい

〈4-11〉 マクロファージの活性化 （1）

　病原体の中には宿主の細胞に感染して，その細胞の内部で生き残る性質をもつものがあり，2種類に大別されます。その1つはウイルスで，ウイルスに感染した細胞はキラーCD8T細胞によって排除されます。もう一方はマクロファージなどの食細胞に捕食されてもその殺菌作用に抵抗性を示す細菌などで，このような病原体を排除できるのは活性化されたマクロファージであることが古くから知られていました。その後の研究により，このマクロファージの活性化にはヘルパーCD4T細胞の助けが必要であり，ヘルパーCD4T細胞が産生するIFN-γなどのサイトカインが重要な役割を果たすことが明らかにされました。このようにして活性化されたマクロファージでは，リソソーム酵素や活性酸素種などの殺菌活性をもつ物質を産生して細胞内に寄生する病原体に対する殺菌作用が増強されています。ヘルパーCD4T細胞によるマクロファージの活性化については，第8章でもくわしく説明します。

2

教えて，
免疫部隊の
ひみつ

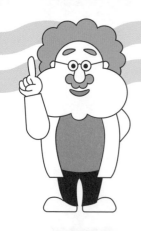

第2部では，適応免疫の「かぎ」となる知識を整理します。

● 第5章では，病原体に厳しく自分に優しい適応免疫の特徴について学びます。

　適応免疫系は，病原体は退治するのに自分を傷つけることがありません。このような適応免疫反応の特徴は，B細胞やT細胞の生い立ちと深く関わっています。B細胞やT細胞がどこで，どんなテストを突破しているのか，紹介します。

● 第6章では，免疫細胞のパトロール経路について学びます。

　「わたしの体」には免疫細胞のハイウェイとなる血管やリンパ管があります。そして，適応免疫部隊の基地となる二次リンパ組織があります。適応免疫部隊の仲間たちが，どのような経路でパトロールにあたっているか，そして基地の中でどのように準備を整えるのか考えます。

● 第7章では，B細胞がつくる抗体の働きを学びます。

　抗体には5つの「クラス」があり，分担が異なります。またB細胞は抗体を抗原とより強く結合するように，性能アップさせます。抗体は，免疫反応の中でも特に重要な働きをもつ分子です。ここでは，抗体の働きについて掘り下げて学びます。

● 第8章では，T細胞のエフェクター機能について学びます。

　ナイーブT細胞が活性化されて，ヘルパーCD4T細胞やキラーCD8T細胞として働きます。特にヘルパーCD4T細胞は，侵入者と効果的に戦うためにさまざまなサブセットに変身して，適応免疫部隊に指令を出します。ここでは，適応免疫部隊が病原体ごとに異なる方法で「わたしの体」をまもる様子を整理します。また，免疫応答が段階を経て進む様子や免疫記憶の成立について学びます。

第 **5** 章

免疫部隊の生い立ちと
強くて優しいひみつ：

リンパ球の多様性と
自己寛容の成り立ち

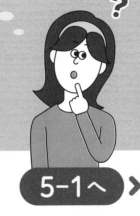

第1章
第2章
第3章
第4章
第5章
第6章
第7章
第8章
第9章
第10章

免疫細胞がどこで生まれるのかって？
免疫部隊の仲間が生まれるときのことな
んて，考えてみたこともなかったなぁ。
いったい何から生まれるのですか？　ど
こで生まれるのですか？　生まれたら，
どこに行くのですか？

5-1へ ≫≫

適応免疫部隊の生い立ち

リンパ球の分化とその一生

ここではB細胞とT細胞の生い立ちを眺めてみよう（**図1**）。B細胞もT細胞もそのおおもとは造血幹細胞だ。そして，B細胞は骨髄で，T細胞は胸腺でそれぞれ前駆細胞から生まれて適応免疫部隊に参加する。B細胞とT細胞は生まれてくる過程で抗原レセプターの多様性を生み出すんだよ。

骨髄生まれのB細胞：B細胞の分化と一生

すべての血液細胞は造血幹細胞から生まれる。骨の中にはスポンジのようにやわらかな場所があって**骨髄**と呼ばれている。この骨髄こそが造血幹細胞から血液細胞が生まれる場所なんだ。B細胞が骨髄で生まれるとき，1つひとつの**B細胞**はそれぞれに異なる抗原レセプターを授かるんだ。そして，役に立つB細胞だけが，骨髄を離れて免疫部隊に参加するんだ。

胸腺生まれのT細胞：T細胞の分化と一生

ところが，免疫細胞のなかでもT細胞だけは**胸腺**で生まれるんだ。胸腺は心臓の上にある臓器で，T細胞になる途中の前駆細胞が骨髄から引っ越してくる。胸腺にはT細胞が育つために必要な特別な環境が用意されているからね。B細胞がそうだったように，1つひとつのT細胞は胸腺で生まれる過程で，それぞれに異なる抗原レセプターを授かる。そして役に立つT細胞だけが胸腺を離れて免疫部隊に参加するんだ。

みんな違うぞ，リンパ球：抗原レセプターの多様性の形成

骨髄や胸腺のように，リンパ球が生まれる組織が**一次リンパ組織**。生まれたB細胞やT細胞が集まる基地が二次リンパ組織だ。そして，抗原レセプターとして，B細胞はB細胞レセプターを，T細胞はT細胞レセプターをもっている。B細胞とT細胞の抗原レセプターの特異性はみんな違う。みんなで分担して侵入してくる病原体に備えるためだ。しかし，どんな病原体が侵入してくるかは，わからない。だから，ありとあらゆる病原体に立ち向かえるように，B細胞とT細胞の抗原レセプターはとびきり高い多様性をもって準備しておく必要がある。B細胞は骨髄で，T細胞は胸腺で生まれてくる過程で，みんなさまざまで多様性に富んだ抗原レセプターのレパートリーをつくり上げるんだ。

図1 リンパ球の分化とその一生

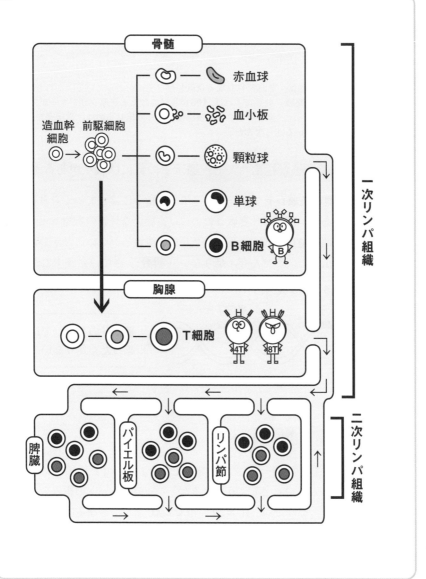

そうでした，B細胞は骨髄でT細胞は胸腺で生まれるんですね。そして，みんな違った抗原レセプターをもっているからどんな病原体がおそってきても大丈夫なんでした。でも抗原レセプターって，いったい，どうやってつくり出すのですか？　何種類くらいあるの？

5-2へ ≫≫

遺伝子再編成の離れわざ！

リンパ球抗原レセプターの形成

B細胞やT細胞は，それぞれ異なる抗原レセプターをもっている。これを多様性というんだったね。計算によれば，100億種類を超える抗原レセプターができる。B細胞やT細胞が抗原レセプターの多様性をつくり出せるのは，遺伝子を組み合わせて使っているからなんだ。

タンパク質は遺伝子が指令：でも，遺伝子の数には限りがある

　B細胞やT細胞の**抗原レセプター**は，遺伝子の指令によってつくられるタンパク質だ。ありとあらゆる病原体と戦うためには，膨大な種類の抗原レセプターが必要だ。でも人間の遺伝子は，せいぜい2万数千種類しかないことがわかっている。これでは遺伝子の数がぜんぜん足りない（**図1**）。さて，どうするか？

図1 遺伝子からタンパク質へ

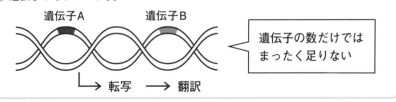

遺伝子A　　　遺伝子B

遺伝子の数だけでは
まったく足りない

→ 転写 → 翻訳

コーディネートは組み合わせ

　ここでちょっと洋服のコーディネートを考えてみよう。帽子10個とシャツ20枚とズボンを10着もっていたとしよう。すると，コーディネートの組み合わせは何種類できるかな？　そうだね，$10 \times 20 \times 10$で2,000通りにもなる。アイテムの種類はたった40種類だけなのに，組み合わせのおかげでグンとバリエーションが増えた。そう，組み合わせて使うことが多様性をつくり出す仕組みなんだ（**図2**）。

抗原レセプターの多様性も組み合わせ

　抗原レセプターをつくり出すための遺伝子は，部品が断片としてたくさん用意されている。例えば，部品Aが40個，部品Bが25個，部品Cが6個ってね。個々の細胞は，それぞれの部品から1種類を切り出して，つなぎ合わせて抗原レセプターをつくり出す（これだけで6,000通りもの組み合わせができる）。それから，

つなぎ替える部分に遺伝子を少し付け足したり削ったりして，さらに大幅に多様性を増やしている（**図3**）。こんな遺伝子のつなぎ替え（**遺伝子再編成**）ができるのは，B細胞とT細胞だけなんだ。B細胞は骨髄で**免疫グロブリン遺伝子**を，T細胞は胸腺で**T細胞レセプター遺伝子**をつなぎ替えて，抗原レセプターをつくりながら生まれてくるんだ（P.119）。

ただし問題もある。いろいろつくるから自分の成分（自己抗原）に反応するものができてしまうことがある。この問題は，これからじっくり考えよう。

図2 「組み合わせ」による多様性の形成

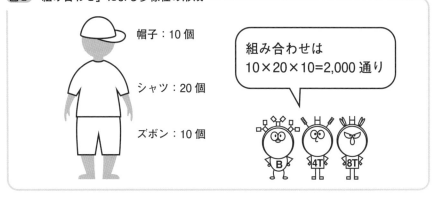

帽子：10 個

シャツ：20 個

ズボン：10 個

組み合わせは
10×20×10＝2,000 通り

図3 抗原レセプター遺伝子の再編成による多様性の創出

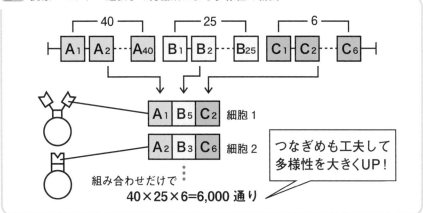

組み合わせだけで
40×25×6＝6,000 通り

つなぎめも工夫して
多様性を大きくUP！

B細胞やT細胞は，抗原レセプターの遺伝子を再編成できるから，多様性があってみんな違った抗原特異性をもつことができるんですね。ありとあらゆる可能性に備えて準備するっていうのはすごいけど，自分を攻撃してしまう問題は，どうやって解決するの？

5-3へ ⟫⟫⟫

自分に優しくできるのは？

自己寛容の仕組み

あらゆる抗原に備えようとするから，自分を攻撃するＢ細胞やＴ細胞ができることがある。この宿命的な大問題を解決するために，適応免疫部隊は「わたし」を攻撃しない「自己寛容」を生み出すメカニズムを手にいれたんだ。ここでは，その仕組みを説明しよう。

適応免疫部隊へのミッション

　まず適応免疫部隊がもっている2つのミッションを整理しておこう。第1は，「あらゆる病原体を退治する」という使命だ。そして第2は，「ただし『わたし』を攻撃してはならない」ということだ。病原体には徹底的に厳しく，自分には優しいってことだね（図1）。さて，これをどうやって実現しているのだろうか？

適応免疫部隊のやり方

　適応免疫部隊はこのミッションに応えるために，こんな基本作戦を立てた。それは，まず初めに，抗原レセプターの遺伝子再編成によってありとあらゆる病原体に反応できる多様性をつくり出すことだ。ただし，この過程で「わたし」を攻撃するリンパ球ができてしまう可能性がある。だから，次にそのようなリンパ球は生まれてくる途中で「除去」するという厳しいルールをつくったんだ。もし，除去できない場合でも「働けなくする」というオプション付きでね。このおかげで，適応免疫部隊はありとあらゆる病原体に備える多様性をもちながら，自分を攻撃しないというミッションに答えることができるようになる。「自分」を攻撃しない，つまり自分を受けいれる（寛容である）性質を，**自己寛容**というんだよ。

中枢性寛容と末梢性寛容

　この自己寛容は，2段階でつくり出されるんだ。第1段階は，Ｂ細胞やＴ細胞が生まれてくるそのときに，骨髄や胸腺で自己反応性細胞を除去する仕組みだ。この仕組みを**中枢性寛容**という（一次リンパ組織で起きることを，中枢性という）。そして，このテストをすり抜けて生き残った自己反応性細胞を働けなくする仕組みがある。これを**末梢性寛容**というんだ（中枢性以外を末梢性と呼ぶんだ）（図2）。次に**分化**と**選択**という観点からこの仕組みを見ていこう。

図1 適応免疫系をつくり出す戦略

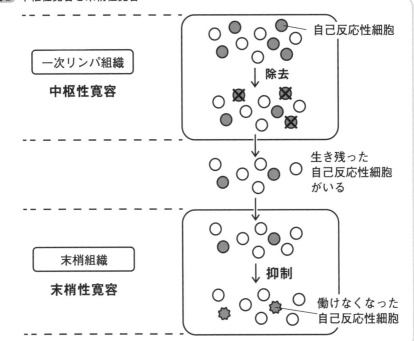

> **適応免疫部隊へのミッション**
>
> 1. あらゆる病原体を退治せよ！
> 2. ただし，「わたし」を攻撃しないこと

> **適応免疫部隊のやり方**
>
> 1. あらゆる病原体に反応できる多様性をつくる
> 2. 「わたし」を攻撃するリンパ球を除去する
> 3. もし除去できない場合でも，働けなくする

図2 中枢性寛容と末梢性寛容

一次リンパ組織

中枢性寛容

自己反応性細胞

除去

生き残った自己反応性細胞がいる

末梢組織

末梢性寛容

抑制

働けなくなった自己反応性細胞

すごい！ 適応免疫部隊のミッションをはたすために，B細胞やT細胞はどんな病原体とも戦える多様性をつくり出すこと，そしてその一方で，自分とは反応しないってことを実現していたんですね。でも，そんなこと，どうやって実現しているのですか？

5-4へ ▶▶▶

骨髄で生まれるB細胞

B細胞の分化と選択

リンパ球がありとあらゆる病原体に備える多様性をつくり出し，どうやって「わたし」の細胞と反応しない集団になっていくのかを理解するには，リンパ球がどのように生まれてくるかが，ポイントなんだ。ここではまずB細胞が生まれる過程を見ながら説明しよう。

B細胞のゆりかご：B細胞分化と骨髄ストロマ細胞

　B細胞は，どこで生まれるんだったかな？　そう，B細胞は**骨髄**で造血幹細胞から生まれてくるんだ。骨髄にはたくさんの血液細胞とその間に網目のように入り込んだ**間質細胞**がいる。この間質細胞は**骨髄ストロマ細胞**と呼ばれていて，造血幹細胞はストロマ細胞の上でB細胞に変わっていくんだ。このように細胞の性質が変わっていくことを**分化**という（**図1**）。骨髄ストロマ細胞は，B細胞の分化を助けるゆりかごの役割をはたしているんだね。

図1 B細胞分化と骨髄ストロマ細胞の役割

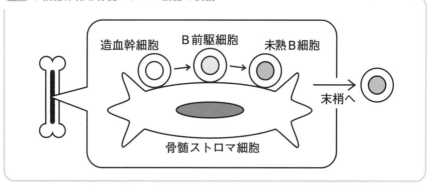

造血幹細胞　　B前駆細胞　　未熟B細胞

末梢へ

骨髄ストロマ細胞

みんな違うぞ，B細胞：B細胞レセプター遺伝子の再編成

　このB細胞の分化過程で，B細胞になる前段階の細胞（B前駆細胞）は，抗原レセプターの遺伝子を再編成して，それぞれが異なる抗原レセプターをもとうとする。これはとても危険なチャレンジで，**遺伝子の再編成**に失敗するとB前駆細胞は死んでしまうんだ（**図2**）。そして，ようやく遺伝子の再編成に成功しても，次の試験が待ち受けている。「わたし」の成分に反応してはいけないからね。

危険なヤツは，取り除け：自己反応性B細胞の負の選択

　次の試験は「わたし」と反応するB細胞を除去するためのテストだ。B細胞が多様性をつくり出す過程は，不可避的に「わたし」と反応するB細胞も生み出してしまう。「わたし」と反応するB細胞は，「わたし」を攻撃する可能性がある危険な**自己反応性B細胞**だ。だから，骨髄で「わたし」の成分（**自己抗原**）に反応する自己反応性をもつことがわかったB細胞は，適応免疫部隊に参加することなく除去される。これは**負の選択**と呼ばれる過程で，B細胞の自己寛容をつくり出す中枢性メカニズムなんだ（**図2**）。遺伝子の再編成に成功して負の選択をパスできるのは，生まれてくるB細胞のわずか数％程度といわれている。適応部隊に参加できるB細胞は，まさに選び抜かれたB細胞だといえるね。

図2 B細胞レセプター遺伝子の再編成と，自己反応性B細胞の負の選択

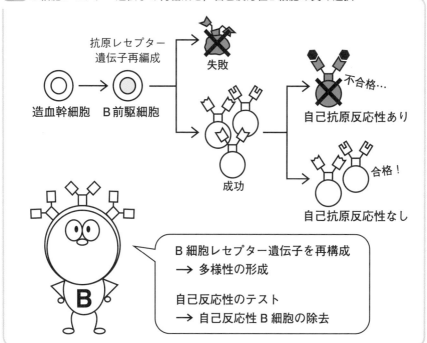

骨髄で生まれたB細胞から，「わたし」に反応しないB細胞だけが選ばれるんですね。だから適応免疫部隊のB細胞って，選び抜かれたB細胞なんですね。適応免疫部隊のリンパ球には，胸腺で生まれるT細胞もいました。T細胞も同じように厳しいテストを受けるの？

5-5へ ≫≫≫

胸腺で生まれるT細胞（1）

T細胞の分化

T細胞は抗原レセプター遺伝子を再編成して，多様性をつくり出す。そして，B細胞よりも厳しい2段階試験を受けるんだ。これはT細胞がMHC分子にのった抗原ペプチドを認識するということに深く関係している。次にT細胞の分化と選択について，見てみよう。

T細胞のゆりかご：T細胞分化と胸腺ストロマ細胞

　胸腺はT細胞を生み出すための特別な器官で，胸腺がないとT細胞は生まれない。胸腺は**皮質**と呼ばれる外側の部分と**髄質**と呼ばれる中心部分に分かれている。そして，造血幹細胞に由来して**胸腺細胞**と呼ばれるT前駆細胞は，皮質や髄質の胸腺上皮細胞や樹状細胞と密着しながら分化と選択を遂げる。胸腺細胞以外の細胞は**胸腺ストロマ細胞**と呼ばれて，T細胞の分化に必要な環境や有用なT細胞だけを選択する環境をつくり出しているんだ（**図1**）。胸腺はT細胞のゆりかごであり，学校のような役割をはたしているね。

みんな違うぞ，T細胞：T細胞レセプター遺伝子の再編成

　そして，胸腺細胞はそれぞれが異なる抗原特異性をもつために，T細胞抗原レセプター**遺伝子の再編成**に挑む。遺伝子の再編成は，T細胞にとって危険なチャレンジで，失敗すると死んでしまう。これはB細胞の場合と同じだね。

2段階で選抜だ：T細胞の正の選択と負の選択

　遺伝子再編成に成功したT細胞はさらに厳しい2段階の選抜テストを受けることになる。これはT細胞の抗原認識の方法と深く関連している。T細胞はB細胞と違って，**MHC分子**と呼ばれる土台にのせられた抗原の断片を認識するんだった（P.77）。だからT細胞は，「土台となるMHC分子をしっかり見きわめられること」と「わたしの成分とは強く反応しないこと」を両立できる必要がある。この厳しい要求を満たすために，T細胞は**正の選択**と**負の選択**の2段階の選抜に合格しなくてはいけない。正の選択はMHC分子を見きわめられる有用なT細胞を生存させるための選択で，負の選択は「わたし」を攻撃する危険なT細胞を除去するための選択だ（**図2**）。2段階の選択を経て，本当に有用な選りすぐりのT細胞だけが適応免疫部隊に参加できるんだ。

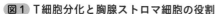

図1 T細胞分化と胸腺ストロマ細胞の役割

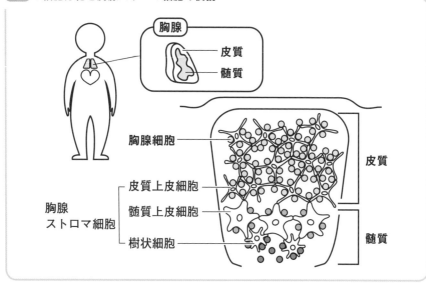

図2 T細胞レセプター遺伝子の再編成と，T細胞の2段階選択

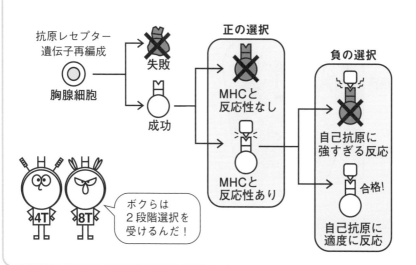

T細胞にとっての胸腺は，生まれ故郷であり厳しい学校でもあるんですね。それにT細胞のずいぶん厳しい選別試験は2段階もあるなんて，ほんとに大変！ でも，「正の選択」と「負の選択」って，胸腺の中でどうやって行われているの？

5-6へ

胸腺で生まれるＴ細胞（2）

Ｔ細胞の正の選択と負の選択

胸腺では，有用なＴ細胞を選び出す「正の選択」と危険なＴ細胞を取り除く「負の選択」が行われる。これを可能にしているのが，胸腺の特別な環境をつくる胸腺のストロマ細胞なんだ。正の選択と負の選択には，それぞれ異なるストロマ細胞が関わっているんだよ。

胸腺は「わたし」の全身カタログ帳：胸腺における自己抗原の提示

　胸腺には未熟なＴ細胞である胸腺細胞と，それ以外の**胸腺ストロマ細胞**があったね（P.112）。そして胸腺ストロマ細胞は「わたし」のありとあらゆるタンパク質成分をつくり出せる性質があって，その断片をMHC分子とともに提示している。ちょうど，胸腺には「わたし」の抗原カタログが取り揃えてあって，胸腺細胞はこのカタログとの反応性を試されるんだ（**図1**）。

図1 胸腺における自己抗原の提示

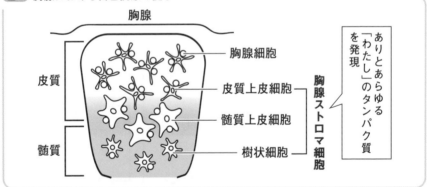

役に立つものを，選び出せ：Ｔ細胞の正の選択

　第1の試験は，役に立ちそうな細胞を選び出す**正の選択**だ。具体的には，**皮質上皮細胞**の「わたし」の抗原ペプチドをのせた「わたし」のMHC分子と反応できる胸腺細胞を選び出して増殖させる。そういう性質をもった胸腺細胞は，将来Ｔ細胞になったとき，きっと「わたし」のMHC分子に提示された病原体由来の抗原を見つけることができるだろうからね。このとき反応できなかったり反応がずいぶん弱い胸腺細胞は，役に立たないから死滅させてしまうんだ（**図2**）。

図2 T細胞の正の選択

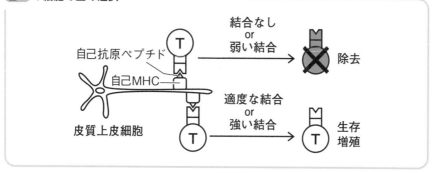

危険なヤツは，取り除け：T細胞の負の選択

　第2の試験は，危険な細胞を取り除くための**負の選択**だ。具体的には，**髄質上皮細胞**や**樹状細胞**の仲間が関係していて，「わたし」のMHC分子と「わたし」の抗原（**自己抗原**）ペプチドと強く反応しすぎる細胞を除去する選抜試験なんだ。負の選択のおかげで，「わたし」の成分と強く反応する自己反応性T細胞が除去される（**図3**）。負の選択は素晴らしい仕組みだけれど，一部の自己反応性T細胞はこれをスルーしてしまう。だから，胸腺での**中枢性寛容**に加えて，負の選択をスルーした自己反応性T細胞が働けないようにする**末梢性寛容**の仕組みも用意されているんだ。胸腺細胞は正の選択と負の選択の2段階選抜を受ける。そして，選び抜かれたT細胞だけが，末梢組織へと移住していくんだ。

図3 T細胞の負の選択

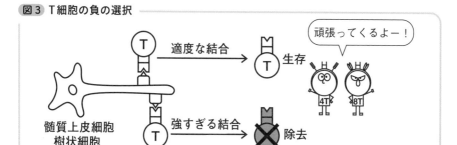

胸腺で生まれるT細胞は，正の選択と負の選択を受けるんですね。役に立つことと危険でないことの2段階選抜なんて，さすが慎重派の適応免疫部隊です。でも，負の選択をスルーしていった自己反応性T細胞って，どうなるんですか？

5-7へ ≫≫≫

念には念を，安全に

末梢性寛容の仕組み

負の選択をスルーしてしまった**自己反応性T細胞**が末梢組織に移動して不用意に働き出さないようにする末梢性寛容の仕組みがどうしても必要なんだ。「わたし」に優しい適応免疫部隊でいてもらうために，念には念を入れてだね。

「わたし」に向かって働かないでね：自己反応性T細胞の抑制

自己反応性T細胞を働かせないためには，どうすればよいだろう？　ここで，ナイーブT細胞がどのように働き始めるかを思い出そう。ナイーブT細胞が活性化されるためには，病原体で活性化されて**補助刺激分子**をもつようになった**樹状細胞**から抗原提示を受けることが必要だ（P.78）。ということは，樹状細胞の活性化と樹状細胞による抗原提示について考えればよさそうだ（**図1**）。

図1 自己反応性T細胞の抑制

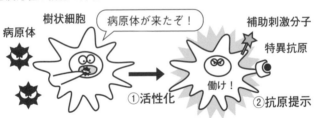

ナイーブT細胞の活性化には，
　　　　活性化した樹状細胞による抗原提示が必要

自己反応性T細胞を働かせないために；①樹状細胞を活性化させない
　　　　　　　　　　　　　　　　　②樹状細胞に抗原提示をさせない

樹状細胞が活性化しないと…：自己反応性T細胞の不応答化

まず樹状細胞が活性化されなかったらどうなる？　樹状細胞は，自分の周囲にあるものを食べて飲む性質をもつので，病原体がいないときは「わたし」の細胞の破片などの**自己抗原**を取り込む。しかし，だよ。自己抗原は，病原体の危険な味がしない。だから，樹状細胞は活性化されないし補助刺激分子ももたない。自己抗原を取り込んだ樹状細胞はむしろ，「わたしに向かって働いては，だめよ」

と自己反応性T細胞をしびれて麻痺した不応答状態（**アナジー**または**アネルギー**というよ）にする性質をもつ（**図2**）。このような抑制性の性質をもつ樹状細胞が，自己反応性T細胞の働きを抑えるのが1つのメカニズムだね。

図2 自己反応性T細胞の不応答化

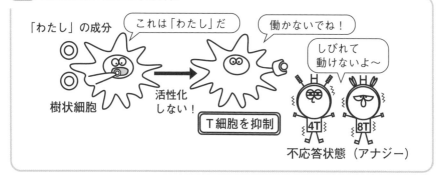

樹状細胞による抗原提示の阻害：制御性T細胞による抑制

もう1つは，樹状細胞の抗原提示をストップする作戦だ。負の選択をスルーした自己反応性T細胞の一部は，**制御性T細胞**（Treg）と呼ばれるT細胞になる。この制御性T細胞は樹状細胞とよく結合できる性質があるけれど，自分は何もしない。ただ樹状細胞を独り占めして抗原提示を阻害してしまう。こんな細胞がいると他の自己反応性T細胞は樹状細胞から抗原提示を受けられず，自己反応性T細胞はじっとしたままでいる（**図3**）。この制御性T細胞はとても大切で，その働きが不十分だと，自己免疫疾患などが起きることがわかってきているんだよ。

図3 制御性T細胞による自己反応性T細胞の抑制

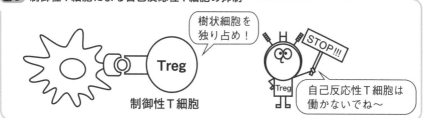

なるほど，負の選択をスルーしてしまう自己反応性T細胞がいても，末梢組織で働き出さないようにする仕組みがあるんですね。アナジーってびっくり。補助刺激分子をもたない樹状細胞や制御性T細胞が「わたし」に優しい免疫部隊に大切なんですね。

まとめへ >>>

ここまでのまとめ

　適応免疫系はあらゆる抗原に備える多様性をもちながら，自分を攻撃しない自己寛容を成立させています。このため，適応免疫系ではB細胞が骨髄で，T細胞が胸腺で生まれる過程で，抗原レセプター遺伝子を再編成して多様性をつくり出すとともに，自己を攻撃する自己反応性リンパ球を除去または不活性化する仕組み（中枢性寛容）をもっています。また，残存する自己反応性リンパ球が末梢組織で働けなくなる仕組み（末梢性寛容）も存在します。

✓ 理解度チェック

☐ すべての血液細胞は，骨髄にいる造血幹細胞から生まれる。　　▶▶ 5-1

☐ B細胞は，骨髄で分化する。　　▶▶ 5-1

☐ T細胞は，前駆細胞が移住して，胸腺で生まれる。　　▶▶ 5-1

☐ リンパ球（B細胞とT細胞）はあらゆる抗原に備える多様性をもつ。　　▶▶ 5-1

☐ リンパ球の抗原レセプターは，遺伝子再編成を経て多様化する。　　▶▶ 5-2

☐ リンパ球は，自己を攻撃しない性質（自己寛容）をもつ。　　▶▶ 5-3

☐ 自己寛容は，中枢性寛容と末梢性寛容の2段階を経て生み出される。　　▶▶ 5-3

☐ 中枢性寛容は一次リンパ組織で，末梢性寛容は末梢組織で起きる。　　▶▶ 5-3

☐ 自己反応性B細胞は，骨髄で負の選択を受けて除去される。　　▶▶ 5-4

☐ T細胞は，胸腺で正の選択と負の選択を受ける。　　▶▶ 5-5

☐ 自己反応性T細胞は，胸腺で負の選択を受けて除去される。　　▶▶ 5-6

☐ 自己反応性リンパ球を末梢組織で不活性化する仕組みがある。　　▶▶ 5-7

レクチャープラス ──ここまでをもう少しくわしく──

〈5-1〉遺伝子再編成と多様性の創出について

　適応免疫系は，ほぼ無限といえる外来の異物を抗原として認識できます。これはリンパ球集団がほぼ無限の多様性をもつ抗原レセプターをあらかじめ準備しているからでした。抗原レセプターがこのような多様性を獲得できるのは，**免疫グロブリン遺伝子**と**T細胞レセプター遺伝子**に**遺伝子再編成**が起きるためです（P.107）。ここではその仕組みを少しくわしく説明します。

　遺伝子再編成は環状DNAを切り出して，もとは離れて存在していた遺伝子断片どうしを連結させる仕組みです（**図1**）。抗体（免疫グロブリン）の**H鎖**遺伝子の可変領域に注目すると，染色体上に40個前後のV断片，25個のD断片，6個のJ断片がひとつながりになって存在しています。遺伝子再編成によりこれらの中からそれぞれ1つのV断片，D断片，J断片が集められて，機能的なH鎖の可変領域がつくられます（**図2**）。

　理論的にはこの遺伝子再編成によって，40 × 25 × 6=6,000通りの組み合わせができます。またそれぞれの結合部位の遺伝子に挿入や欠失が起きるため，連結部位で多様性が100倍程度増えます。H鎖には連結部位が2カ所（VH/DH連結とDH/JH連結）あるので，H鎖だけで6千万ほどの多様性となります。抗体にはさらに**L鎖**があるので，両者を掛け合わせるとほぼ無限といえる多様性が形成できることになります。

　遺伝子再編成による多様性形成の仕組みを発見した**利根川進**博士は，1987年にノーベル賞を受賞しています。このような多様性をつくり出す仕組みは，generator of diversity（GOD）と呼ばれます。素敵なネーミングですね。

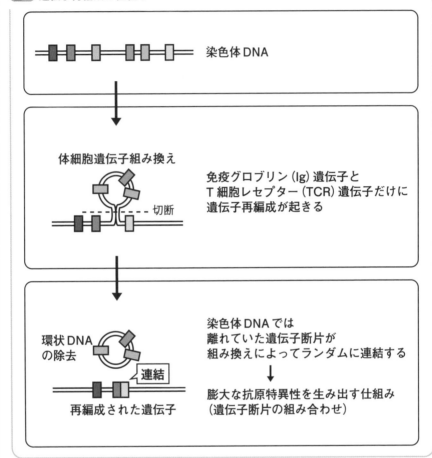

図1 遺伝子再編成の仕組み

染色体DNA

体細胞遺伝子組み換え

切断

免疫グロブリン（Ig）遺伝子と
T細胞レセプター（TCR）遺伝子だけに
遺伝子再編成が起きる

環状DNA
の除去

連結

再編成された遺伝子

染色体DNAでは
離れていた遺伝子断片が
組み換えによってランダムに連結する

膨大な抗原特異性を生み出す仕組み
（遺伝子断片の組み合わせ）

〈5-2〉 CD4T細胞とCD8T細胞の分かれ道

　リンパ球は生まれてくる過程で厳しい選択を受け，有用な細胞だけが選ばれます。T細胞については，ヘルパーT細胞となるCD4T細胞に分化するか，キラーT細胞になるCD8T細胞に分化するかの決定も胸腺で起こります（**図3**）。

　おもしろいことに胸腺の中にいる未熟なT細胞はCD4分子とCD8分子の両者をもっているのですが，選択を受ける過程でどちらか一方を発現しなくなるので

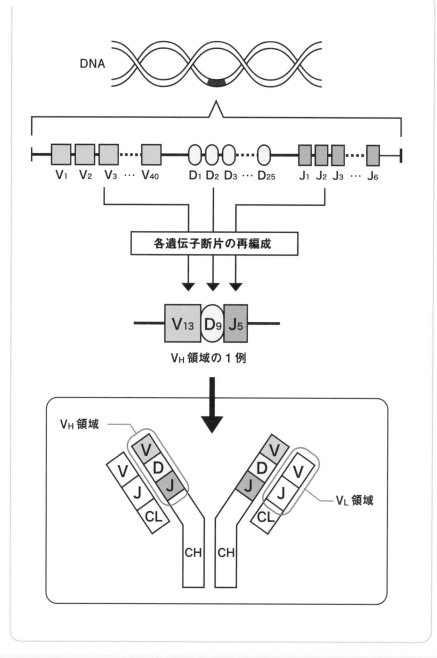

図2 抗体可変部の多様性の創出

DNA

V_1 V_2 V_3 … V_{40} D_1 D_2 D_3 … D_{25} J_1 J_2 J_3 … J_6

各遺伝子断片の再編成

V_{13} D_9 J_5

V_H 領域の 1 例

V_H 領域

V
D
J
CL
CH

V
D
J
CL
CH

V_L 領域

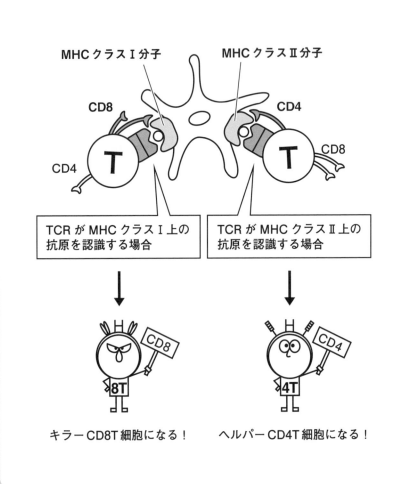

図3 CD4T 細胞と CD8T 細胞の分化の分かれ道

MHCクラスⅠ分子　　MHCクラスⅡ分子

CD8　　　　　　　　　　　　　CD4

CD4　　　　　　　　　　　　　CD8

| TCR が MHC クラスⅠ上の抗原を認識する場合 | TCR が MHC クラスⅡ上の抗原を認識する場合 |

CD8　　　　　　　　　　　CD4

8T　　　　　　　　　　　4T

キラー CD8T 細胞になる！　　　ヘルパー CD4T 細胞になる！

す。このときのルールは，「未熟T細胞のT細胞レセプターがMHCクラスⅠ分子に提示された抗原を認識するときはCD8分子を残し，MHCクラスⅡ分子に提示された抗原を認識するときはCD4分子を残す」というものです。これはCD8分子がMHCクラスⅠ分子と，CD4分子がMHCクラスⅡ分子とそれぞれ反応できるためです。このルールに従ってヘルパーT細胞になるかキラーT細胞になるかの決定が胸腺の中で行われています。

第 **6** 章

免疫部隊の基地と
移動のひみつ：

リンパ組織と
リンパ球の移動

免疫部隊の仲間は骨髄や胸腺で生まれるんでしたね。そして，それぞれが働く場所に向かうのでした。でも，どうやって，別の場所に移動するの？　移動するための通路は，血管ですか？

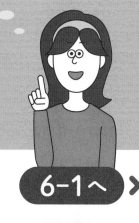

6-1へ >>>

「わたしの体」のハイウェイ

血管とリンパ管

免疫部隊の仲間は生まれ故郷（骨髄・胸腺）を離れて，全身を巡って「わたしの体」をパトロールするんだ。「わたしの体」には，免疫部隊が移動に使うハイウェイが2つある。1つは「血管」で，もう1つは「リンパ管」なんだ。

2つの通路：血管系とリンパ管系

血管には血液が流れていて，体中の細胞に酸素や栄養を送ったり老廃物を回収する働きをもっている。血管が体中に張り巡らされているように，リンパ管も体中の至るところを巡っている。そして，**リンパ管**にはリンパ液が流れていて，組織液や不要な老廃物を回収する役目をもっている。血液が血漿と血球成分に分けられるように，リンパ管を流れるリンパ液も液体成分（リンパ漿）と細胞成分（主にリンパ球）に分けられる。この2つの脈管系が免疫部隊のハイウェイなんだ（**図1**）。

図1 血管系とリンパ管系

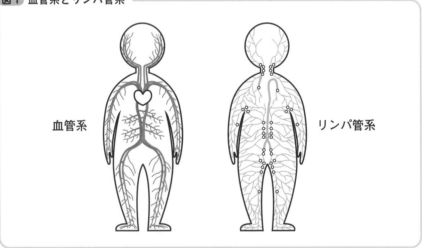

血管系　　　　　　　　　　　　　　　　リンパ管系

流れの経路：血液循環とリンパ液循環

血管系は心臓というポンプとつながっていて，押し出された血液は体のすみずみに送られる。そして毛細血管網によって動脈と静脈が交流して，血液はよどむ

ことなく体の中を循環し続ける。これに対して，リンパ管系の源流は組織液を吸収する毛細リンパ管で，これが集合してリンパ管網をつくる。リンパ管に吸収されたリンパ液は一方向性に流れ，最終的に太いリンパ管（**胸管**など）が静脈に接続して血管系に合流するんだ。

　このように，リンパ管系には血管から漏出した組織液を回収して血液に戻す役割があるんだね。そして，リンパ流路の途中には**リンパ節**があって，フィルターの役目をしているんだ（**図2**）。

2つの経路でパトロール：免疫部隊のパトロール

　免疫部隊は，「わたしの体」に張り巡らされた血管系とリンパ管系の2つの経路をハイウェイとして，体中をパトロールしているんだよ。そして，この2つのハイウェイ経路は，適応免疫部隊が反応を準備するための防衛基地になるリンパ節のような**二次リンパ組織**と連絡しているんだ。

図2 血液循環とリンパ液循環

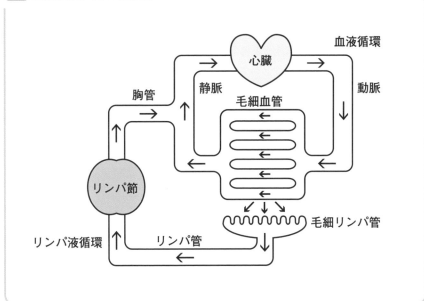

体中の血管系とリンパ管系が免疫部隊のハイウェイなんですね。リンパ管系って忘れがちだけど，血管系に負けず劣らず大切な役目をもっているんですね。でも，この2つのハイウェイと連絡した二次リンパ組織って，どうして適応免疫部隊の基地になれるのですか？

6-2へ ≫≫≫

二次リンパ組織は防衛基地

リンパ節, パイエル板, 脾臓

適応免疫部隊のB細胞やT細胞は, 働き始めるまでに十分な準備が必要だったよね。「二次リンパ組織」は, そんなリンパ球が病原体の情報を運ぶ樹状細胞と待ち合わせて合流し, 戦いの準備を整えるための場所になっている。だから, 免疫部隊の防衛基地なんだよ（**図1**）。

二次リンパ組織は, 合流地点

免疫部隊の仲間が全身を巡るときの通路は, **血管**と**リンパ管**だったね。リンパ管の途中には要所要所に**リンパ節**がある。リンパ節に流れ込み, 物質や細胞を運び込むリンパ管は**輸入リンパ管**, リンパ節から流れ出し, 物質や細胞を運び出すリンパ管は**輸出リンパ管**と呼ばれる。そして, リンパ節には血管系からナイーブリンパ球が入り込んでくる。だからリンパ節は, リンパ管経由で運ばれてくる細胞や物質と, 血管経由で集まってくるリンパ球の合流地点だ。それから, 小腸には**パイエル板**と呼ばれる基地がある。また, **脾臓**は血管にある基地なんだ。リンパ節とパイエル板と脾臓をまとめて, **二次リンパ組織**というんだったね。

二次リンパ組織は, 情報基地

二次リンパ組織の重要な役割は, 病原体の侵入情報が集まる情報基地だってことさ。まず皮膚から入り込んだ病原体の情報はリンパ管を通じてリンパ節に集められる。**樹状細胞**が, 病原体の情報をもち帰るのもこの経路さ（P.54）。一方, 口から入り込んだ病原体はパイエル板で捕まえられる。そして, 血液の中に入り込んでしまった病原体は脾臓で捕まえられる。こうやって病原体の侵入情報は, 防衛基地としての二次リンパ組織に集められるんだ。

二次リンパ組織で, 作戦開始

適応免疫部隊のT細胞やB細胞が働くためには, 念入りな準備が必要さ。ナイーブリンパ球が活性化してエフェクターリンパ球になり, 仲間をドバッと増やす**クローン増殖**（P.70）が防衛基地で起きるんだ。かぜを引いたときに, 首にぐりぐりを感じたことがあるだろう？ あれは, 病原体に対する戦いが始まったことを示しているんだよ。このような監視を可能にするために, リンパ球は二次リンパ組織を, 繰り返し巡回してパトロールしているんだよ。

図1 二次リンパ組織への感染情報の集約

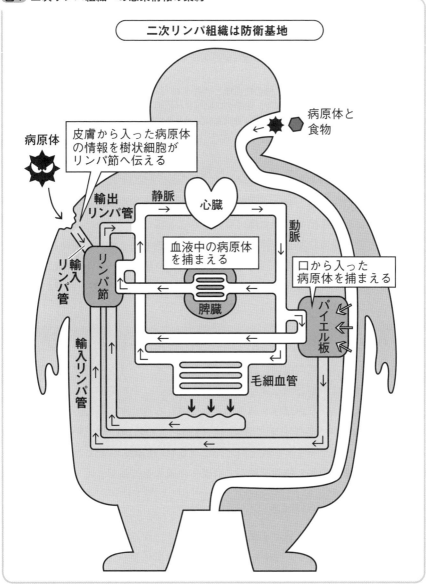

二次リンパ組織は防衛基地

皮膚から入った病原体の情報を樹状細胞がリンパ節へ伝える

病原体

病原体と食物

輸出リンパ管

静脈

心臓

動脈

血液中の病原体を捕まえる

脾臓

口から入った病原体を捕まえる

パイエル板

輸入リンパ管

輸入リンパ管

毛細血管

さすが！　防衛基地っていうだけあって，二次リンパ組織はやっぱり特別な場所なんですね。病原体が侵入したぞっていう情報が集まる場所を，繰り返しパトロールするナイーブリンパ球も賢いです。リンパ球のパトロール経路について，もう少し教えてください。

6-3へ

リンパ球だけ再循環

リンパ球ホーミング

ナイーブリンパ球は，他の白血球とは違って，血管系とリンパ管系を繰り返し循環できる。そのおかげで，全身の二次リンパ組織を効果的にパトロールできるんだ。このようなリンパ球の回遊現象は，渡り鳥の帰巣現象にも似ているのでホーミングとも呼ばれているんだ（図1）。

普段は組織に出ていきません：白血球のパトロール

まず，免疫部隊のパトロール経路を見てみよう。血液を流れる免疫部隊の白血球は，普段は血管を出て外の組織に移動することはない。病原体が侵入して炎症が起きるとその場所に集まる性質がある。リンパ球も同じで，緊急時以外は，むやみに血管から外には出ない。だけど，リンパ節や腸管のパイエル板は例外なんだ。免疫部隊の防衛基地になる**リンパ節**や**パイエル板**には特別な血管があって，ナイーブリンパ球はここから外に出ていけるんだ。

リンパ球だけ，お通りください：高内皮細静脈を経由するリンパ球の移動

この特別な血管は**高内皮細静脈**と呼ばれて，ナイーブリンパ球だけがその血管壁を通り抜けられる不思議な通用門になっている。リンパ節やパイエル板の高内皮細静脈には，リンパ球だけを引き寄せる「道しるべ」があって，ナイーブリンパ球だけを通過させることができる（P.133）。このおかげで，リンパ球は，血管系からリンパ節やパイエル板といった**二次リンパ組織**に移動して，樹状細胞など他の免疫部隊の仲間と情報交換して病原体の侵入を監視できるんだ。

リンパ球だけ再循環：リンパ球再循環

リンパ球の循環経路を続けて説明しよう。リンパ節に入ったリンパ球は，その後，輸出リンパ管を使ってリンパ節を離れる。輸出リンパ管は最終的には**胸管**に合流して血液に戻る。だからリンパ球は血液系とリンパ系を繰り返し循環できる（**リンパ球再循環**）。病原体が侵入して炎症がどこかの組織で起きると，リンパ球は好中球や単球と同じように血管から出て炎症部位に移動して働く。その後，リンパ球は輸入リンパ管からリンパ節に戻るけれど，好中球や単球は炎症部位で寿命を終えるかその部位に留まって，リンパ節に入ってくることはない。リンパ球だけが血液系とリンパ系を繰り返し循環できるんだ。

図1 リンパ球の移動と再循環

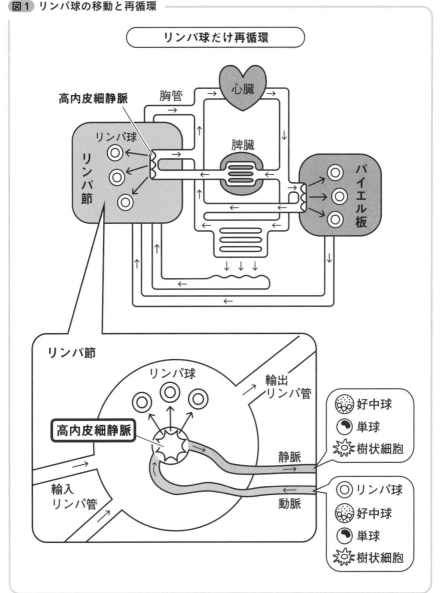

他の免疫部隊の仲間と違って，ナイーブリンパ球だけが血管系とリンパ管系の間を再循環しているなんて，ちょっと驚き。でもそのおかげで防衛基地になる二次リンパ組織をうまくパトロールできるんですね。では，二次リンパ組織でどんなことが起きているんですか？

6-4へ >>>

防衛基地で待ち合わせ

樹状細胞によるＴ細胞の活性化

二次リンパ組織では，まず病原体を捕まえた樹状細胞とナイーブＴ細胞が出会う。そして，樹状細胞による抗原特異的なナイーブＴ細胞の活性化で適応免疫反応が始まる。ここでは，リンパ節に注目して適応免疫反応の開始までの樹状細胞やナイーブリンパ球の動きを見てみよう。

リンパ節へのリンパ球の動員

　まず，病原体の侵入がない場合について説明しよう。**リンパ節**には，血液系から**高内皮細静脈**を経て，Ｔ細胞やＢ細胞が入り込む。病原体の侵入がなく，自分が担当する抗原と出会わなければ，リンパ節に入ったＴ細胞は**Ｔ細胞領域**を通過して，Ｂ細胞は**Ｂ細胞領域**（濾胞）を通過して，しばらくすると輸出リンパ管を経て，リンパ節から出ていくんだ（**図1**）。

図1　リンパ節へのリンパ球の動員

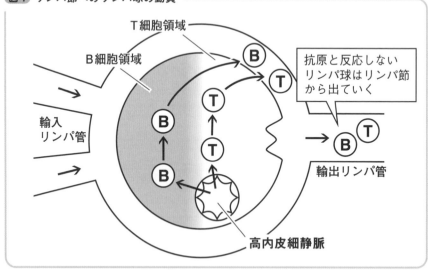

リンパ節への樹状細胞の動員

　次に，病原体の侵入があった場合を考えてみよう。組織に侵入してきた病原体を捕まえた**樹状細胞**は，末梢組織から輸入リンパ管を経てリンパ節に入り込んでくる（P.54）。そして樹状細胞は，ナイーブＴ細胞が集まっているＴ細胞領域に

移動していく。病原体を捕まえた樹状細胞は，リンパ節に移動してくる間に成熟して，**補助刺激分子**をたくさん発現するようになっているよ。

樹状細胞によるナイーブT細胞の活性化

そして，T細胞領域に入り込んだ樹状細胞のもとへ**ナイーブT細胞**が次々にやってくる。自分が分担するべき病原体が侵入してきていないか，樹状細胞が提示している抗原をしらみつぶしに調べていくんだ。そして，樹状細胞が提示する抗原に反応できたナイーブT細胞は，活性化される。「あ，僕の番だ！」ってね（**図2**）。そして，ナイーブCD8T細胞は活性化されると**キラーCD8T細胞**に（P.80），ナイーブCD4T細胞は活性化されると**ヘルパーCD4T細胞**になって適応免疫反応が始まるってわけだ（P.82）。

リンパ節では，このようなナイーブT細胞の活性化だけでなくて，**ナイーブB細胞**の活性化と抗体の産生も始まる。ここで活性化されたヘルパーCD4T細胞が，B細胞の抗体産生をヘルプするんだ（P.86）。

図2 樹状細胞によるナイーブT細胞の活性化

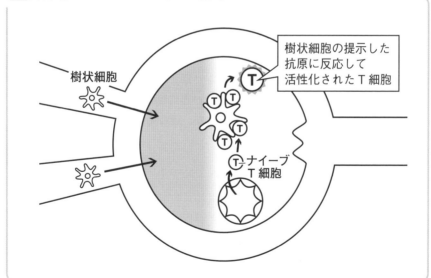

ナイーブリンパ球は主に血管を使って，病原体で活性化された樹状細胞は輸入リンパ管を使ってリンパ節に入ってくるんですね。樹状細胞とT細胞はリンパ節を待ち合わせの場所に決めていて，お互いが出会うチャンスを高めているなんて，賢いなぁ。

まとめへ ≫≫≫

ここまでのまとめ

　免疫細胞は血管系とリンパ管系を使って体の中をパトロールしています。他の白血球と異なり，リンパ球だけが血管系とリンパ管系を繰り返し循環できるので，リンパ球は全身の二次リンパ組織を効果的にパトロールできます。二次リンパ組織には，病原体を捕捉した樹状細胞も集まってきます。このため，二次リンパ組織では樹状細胞とナイーブT細胞が出会い，適応免疫反応が始まります。

✓ 理解度チェック

- ☐ 血管系には血液が，リンパ管系にはリンパ液が流れている。　▸▸ 6-1
- ☐ 免疫細胞は，血管系とリンパ管系を移動経路にしている。　▸▸ 6-1
- ☐ 二次リンパ組織（リンパ節，パイエル板，脾臓）は防御の要所。　▸▸ 6-2
- ☐ 二次リンパ組織には，病原体の侵入情報が集まる。　▸▸ 6-2
- ☐ 二次リンパ組織で，適応免疫反応が始まる。　▸▸ 6-2
- ☐ リンパ球だけが再循環して，二次リンパ組織を巡回する。　▸▸ 6-3
- ☐ リンパ球は高内皮細静脈を通過してリンパ節とパイエル板に移動。　▸▸ 6-3
- ☐ 樹状細胞は輸入リンパ管を通って，リンパ節に移動する。　▸▸ 6-4
- ☐ 樹状細胞によるナイーブT細胞の活性化が，適応免疫反応の始まり。　▸▸ 6-4

レクチャープラス ——ここまでをもう少しくわしく——

〈6-1〉 免疫細胞のパトロール：目的地を示す分子の道しるべ

　体の中をパトロールする免疫細胞は，あたかも自分の行き先がどこにあるのか を知っているように振る舞います。くわしい研究の結果，免疫細胞の目的地を示 す「道しるべ」分子が存在することがわかってきました。

　例えば，防衛基地であるリンパ節を探して全身を駆け巡るナイーブリンパ球 は，リンパ節の入り口にある特別な血管（**高内皮細静脈**）が掲げている「道しる べ」を頼りにしています。この道しるべには，血液の中をビュンビュンと移動す るリンパ球の「速度を減速」させるものや「ここで止まれ！」とリンパ球を停止 させるものがあります。これらは**細胞接着分子**と呼ばれる分子の働きです。ま た，停止したリンパ球に「ここから入れ！」と組織の中に引き込むものもありま す。これは**ケモカイン**と呼ばれる分子の働きです。

　また，さまざまな免疫反応や炎症反応の場合にも，その反応に最適な白血球を 動員するための道しるべ分子が，免疫反応や炎症反応を起こしている部位の血管 内に発現してきます。この場合も，白血球の速度を減速させたり停止させるため の接着分子や，白血球を血管から組織外に移動させるためのケモカインが使われ ます。

　細胞接着分子やケモカインにはたくさんの種類があるので，その組み合わせで ちょうど住所表記(都道府県，市町村，番地)のように目的地を示すアドレスコー ドができあがります（**図1**）。

　このようなアドレスコードは，血管の内壁を覆っている血管内皮細胞に発現し ます。一方，免疫細胞にはこのような細胞接着分子やケモカインで構成されるア ドレスコードを正しく読み取るためのレセプターが発現しています。また免疫細 胞が発現するこれらのレセプターも，免疫細胞の活性化状態に応じて，ダイナ

図1 細胞移動のアドレスコード

住所表記

「都道府県」　「市町村」　　「番地」
兵庫県　　神戸市中央区　港島 1-3-6

組織のアドレスコード

「末梢組織」「リンパ組織」「T 細胞領域」
接着分子 A　ケモカイン A　接着分子 B

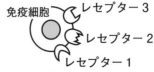

免疫細胞 ⊃ レセプター 3
レセプター 2
レセプター 1
血管内皮細胞

1:接着分子 A　3:接着分子 B
2:ケモカイン A

ミックに変化します。

　このように血管内皮細胞に発現するアドレスコードと免疫細胞が発現するレセプターのおかげで，免疫細胞はそれぞれの目的地に正しく到着することができるのです。

〈6-2〉免疫特権部位と免疫反応

　私たちの体の中には，免疫細胞のパトロールを積極的に拒んでいる組織もあります。例えば，脳や目の前房は不用意に免疫反応が起きると取り返しのつかない障害が起きたり白濁して機能を失う恐れがあるため，免疫細胞のパトロールを回避しています。このような組織は**免疫特権部位**と呼ばれていて，血液脳関門のように通常はリンパ球が入り込めない障壁をもっていたり，免疫反応を抑制するTGF-βなどのサイトカインを産生したりしています。

第 **7** 章

抗体ミサイルの
ひみつ：

B細胞による
抗体の産生とその働き

> はかせ，適応免疫部隊の働きは大きく分けると「体液性免疫」と「細胞性免疫」に分かれるのでした。そして，抗体ミサイルは血液や組織液などの体液で働くから，体液性免疫というんでしたね。体液性免疫で働く抗体のこと，もう少し詳しく教えてください。

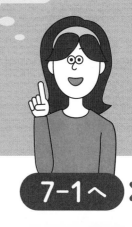

7-1へ >>>

> 抗体は多機能性のミサイルだ

抗体の主な働き

抗体は，**免疫グロブリン**と呼ばれるタンパク質の高性能ミサイルだ。B細胞がもっている抗原レセプターが分泌型に変換されて，抗体になる。ここでは，抗体の主な働きに注目して説明しよう。それは，毒素や病原体の中和，細菌のオプソニン化，そして補体の活性化なんだよ（**図1**）。

働きを，打ち消す働き：毒素や病原体の中和

中和とはお互いの性質を打ち消し合って，各々の性質が現れなくなること。例えば，酸とアルカリを混ぜると打ち消し合って中性になる。これと同じで，毒素と毒素に対する**抗毒素**を混ぜ合わせると，毒素の働きが中和される。B細胞がつくる毒素に特異的な抗体は，毒素に結合してその働きを中和する。またB細胞が，病原体に特異的な抗体をつくると，それは病原体に結合して「わたしの体」に感染するちからを中和する。中和は抗体の大切な働きだ。

これうまい！　美味なふりかけオプソニン：貪食作用の亢進

マクロファージや好中球は，細胞外で増える細菌を貪食して排除する食細胞だね。でも，マクロファージや好中球の食欲を全開にするためには，**オプソニン**と呼ばれる貪食を亢進するタンパク質が必要だった（P.48）。抗体はオプソニンとしても重要な働きをもっている。自然免疫部隊のマクロファージや好中球の働きを，適応免疫部隊がつくる抗体が助けるんだ。適応免疫が働き始めると病原体の排除がスピードアップされる理由の1つだね。

抗体の働き助ける補体よ，働け：補体の活性化

補体とは，抗体の働きを補う役割をするタンパク質なんだ（P.59）。抗原と抗体が結合すると，病原体の排除に役に立つ**補体活性化**が始まる。補体の働きの1つに，細菌と結合した抗体で活性化された補体が細菌の表面にボコボコと穴をあける反応がある。補体の成分がちょうどドーナツのような構造物をつくって，細菌膜にズブズブと埋まり込んで，穴をあける。細菌は穴ぼこだらけになって死んでしまう。抗体だけでは細菌を壊すことはできないけれど，補体が抗体の働きを補ってくれると細菌を壊すことができるんだ。それから補体成分の中にも，オプソニンとして働くものがあったね（P.48）。

図1 抗体の主な働き

①毒素や病原体の中和

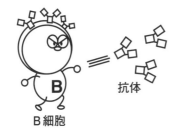

B細胞

抗体

病原体に特異的な抗体で，感染するちからを中和する

②貪食作用の亢進

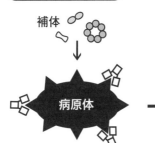

おいしそう〜

好中球

マクロファージ

抗体が抗原と結合することで，食細胞の働きを助ける。

③補体の活性化

補体

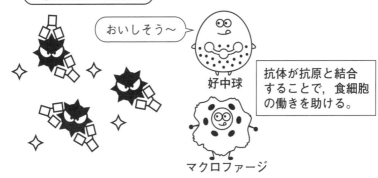

抗体と抗原の結合により活性化した補体が病原体の表面に穴をあける

穴ぼこだらけ

病原体

死滅

抗体って，とても高性能なんですね。ミサイルっていうから，爆発なんかするのかなと思っていたんだけど，そうではないんですね。そんな抗体って，B細胞がつくるんでしたよね。B細胞の抗体づくりってどうやって始まるのですか？

7-2へ ⟫⟫⟫

抗体ミサイルのつくり方（1）

B細胞を助けるヘルパーT細胞

ナイーブB細胞が病原体に対する抗体をつくり始めるためには，B細胞が抗原となる病原体を捕まえるだけでなく，ヘルパーT細胞の抗原特異的なヘルプが必要だったね（P.86）。ここでは，リンパ節でB細胞が抗体をつくるようになるまでの，B細胞とT細胞の動きを見てみよう。

抗原のリンパ節への流入

　末梢組織へ侵入した病原体やその破片は輸入リンパ管を通じてリンパ節に運ばれてくる。リンパ節に到着した小さな抗原は，**B細胞領域**に運ばれて**ナイーブB細胞**に認識される。大きな抗原はリンパ節に入ったところ（辺縁洞）に待ち構えるマクロファージに食べられて小さくされ，B細胞に渡されるんだ。

抗原特異的なナイーブB細胞の活性化

　次にB細胞の活性化を見てみよう。リンパ節に入り込んだ抗原と結合できる抗原特異的なナイーブB細胞は，抗原レセプターで抗原を認識して活性化される。「あ，今度は僕の番だ！」ってね。でもまだ抗体をつくれない（P.86）。そこで活性化したB細胞は，T細胞の助けを待つために，B細胞領域とT細胞領域の境目に動いていくんだ（**図1**）。このとき，**T細胞領域**に入り込んだ**樹状細胞**が提示する抗原に反応できた**ナイーブCD4T細胞**も，活性化されている。「あ，僕の番だ！」ってね（P.82）。そして，**ヘルパーCD4T細胞**になって，やはりB細胞領域とT細胞領域の境目へ動いていくんだ。

抗体産生にいたるB細胞とT細胞の相互作用

　活性化B細胞と**ヘルパーCD4T細胞**は出会い，お互いが同じ抗原を認識しているかを確かめ合うんだ。B細胞は捕まえた抗原をバラバラにしてMHC分子上に提示する。そして，ヘルパーCD4T細胞がこれを認識できればOKだ。ヘルパーCD4T細胞はB細胞が必要としているサイトカインを分泌し，B細胞がこれを受け取って抗体産生が始まる。こうしてつくられた抗体は輸出リンパ管を通じてリンパ節を出て，血液で全身に運ばれる（**図2**）。抗体をつくるB細胞の一部は胚中心で記憶B細胞になったり，骨髄に移動して大量の抗体をつくる細胞（**形質細胞**）になったりもするんだよ。

図1 抗原のリンパ節への流入とナイーブB細胞の活性化

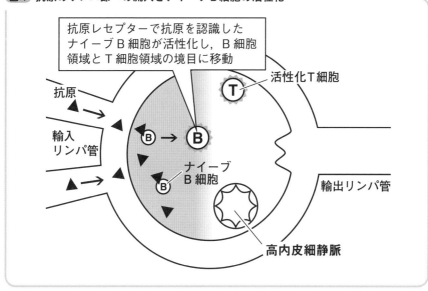

抗原レセプターで抗原を認識した
ナイーブB細胞が活性化し，B細胞
領域とT細胞領域の境目に移動

活性化T細胞

抗原
輸入
リンパ管

ナイーブ
B細胞

輸出リンパ管

高内皮細静脈

図2 抗体産生にいたるB細胞とT細胞の相互作用

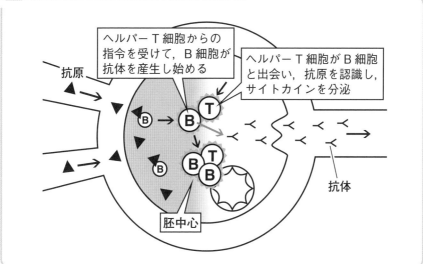

ヘルパーT細胞からの
指令を受けて，B細胞が
抗体を産生し始める

ヘルパーT細胞がB細胞
と出会い，抗原を認識し，
サイトカインを分泌

抗原

抗体

胚中心

なるほど，B細胞とT細胞は別々に活性化しても待ち合わせの約束があるから，
お互いが出会って協同作業ができるんですね。ヘルパーT細胞は，さすがヘル
パー！って感じです。いよいよB細胞から抗体がつくられますね。B細胞はどん
な抗体をつくるんですか？

7-3へ ≫≫≫

第1部
第2部
第3部

第7章
B細胞による抗体の産生とその働き

139

抗体ミサイルのつくり方 (2)

B細胞による抗体産生

さて、いよいよB細胞が抗体をつくり始めるよ。抗体は抗原に特異的に結合して、病原体を退治するためにさまざまな働きをする。そして、抗体には目的に応じた働きをする5種類のクラスがある。B細胞がまず最初につくるのが、IgM抗体なんだ。

5つの「種類」だ、抗体ミサイル：5つの抗体クラス

まず抗体のクラスについて整理しておこう。注意してほしいのは、抗体の「クラス」は抗体の**H鎖**の**定常部**が決めているということで、抗原が結合する抗体の**可変部**とは関係がない。H鎖の定常部の種類からみると抗体は5種類（**IgG**，**IgM**，**IgA**，**IgD**，**IgE**）のクラスに分類される（**図1**）。異なるクラスの抗体は、異なる役割を分担しているんだよ。

図1 5つの抗体クラス

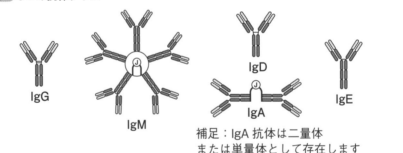

IgG

IgM

IgD

IgA

IgE

補足：IgA抗体は二量体または単量体として存在します

最初につくるのはIgM：IgMは五量体

ナイーブB細胞が病原体と出会い、ヘルパーT細胞のヘルプを受けて最初につくる抗体は決まってIgMなんだ。だから、IgMは侵入してきた病原体に対して、初めてつくられる抗体ミサイルってことになる。抗体の構造はIgGを基本に考えるとよい（P.93）。そして、IgMの最大の特徴は、五量体構造をとることだ。つまり、IgMは、IgGとよく似た単量体が5つ連結していて、抗原を捕まえる**抗原結合部位**を10個もっている。IgMはB細胞が最初につくる抗体なので、1つひとつの抗原結合部位のちからは、やや弱い。だけど、10個の抗原結合部位をもつ

ことでその弱点を補っているんだ（図2）。それにIgMは補体を活性化するちからが他のクラスの抗体に比べて強いという特徴もある。IgMは最初に働き始める抗体に適した特徴をもっているといえるね。

図2 B細胞によるIgM抗体の産生

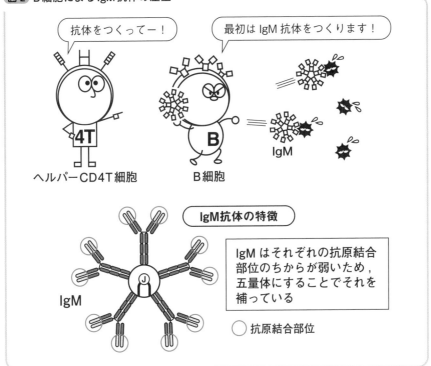

抗体をつくってー！

最初はIgM抗体をつくります！

ヘルパーCD4T細胞

B細胞

IgM

IgM抗体の特徴

IgMはそれぞれの抗原結合部位のちからが弱いため，五量体にすることでそれを補っている

◯ 抗原結合部位

IgM

抗体を性能アップさせるには：クラススイッチと親和性成熟へ

その後，免疫反応が進んでいくと，B細胞は抗体の性能をアップさせるために，抗体クラスを切り替えたり，抗体と抗原の結合力をアップさせて免疫反応をグレードアップさせていくんだ。抗体クラスの切り替えは**クラススイッチ**，抗原との結合力を高めることを**親和性成熟**というよ。

なるほど，B細胞は最初にIgMをつくると決めていて，そのIgMは適応免疫反応の始まりに適しているんですね。では，免疫反応が進んでいくと，B細胞がつくる抗体はどんなふうに変わっていくのですか？　クラススイッチや親和性成熟ってどんなことなんですか？

7-4へ 》》》

性能アップの抗体だ（1）

抗体のクラススイッチ

抗体クラスの切り替えは**クラススイッチ**と呼ばれている。クラススイッチは抗体のH鎖の定常部を切り替えることなので、抗体のH鎖定常部をコードしている遺伝子を切り替えることで実現されるんだ。クラススイッチはヘルパーT細胞からの指令で起きるんだよ（**図1**）。

抗体はクラスごとに違った働き：抗体の定常部の働き

抗体の定常部は抗原とは結合しないけれど、抗体の働きに重要な役割をもっている。抗体の定常部の違いによって（抗体クラスによって）、免疫部隊の仲間がもつレセプターと結合して働くちからや、補体を活性化するちからや、「わたしの体」の中での分布が決まるんだ（P.146）。B細胞は、侵入した病原体により効果的な抗体をつくるために、抗体クラスをスイッチするんだよ。

クラススイッチをお願いします：ヘルパーT細胞のヘルプ

B細胞は最初にIgMをつくることだけ決めている。その後、どんなクラスにスイッチするかは、これも**ヘルパーCD4T細胞**の指示で決まるんだ。ヘルパーT細胞は、樹状細胞からどんな病原体が侵入しているかを知らされているので、どのクラスの抗体が有効かを知っていて、IgM以外の抗体が必要なとき、B細胞に**サイトカイン**で伝えるんだ。別のクラスの抗体をつくってくださいってね。

IgMからIgGへスイッチだ

ヘルパーT細胞からの指令を受けたB細胞は、クラススイッチの準備を始める。このとき、抗体の可変部はすでに遺伝子再編成を完了しているので、そのまま使えばOK、定常部だけを切り替えればよい。クラススイッチも定常部の遺伝子再編成で起きるんだ（P.150）。例えば、**IgMからIgG**へのクラススイッチが起きたとしよう。B細胞が最初につくるIgMはメリットもあるけれど、五量体で大きいから**血管**や**胎盤**を通過できないし、オプソニン効果も弱い。これに対して、IgGは血管壁や胎盤を通過しやすくてオプソニン効果も強い。クラススイッチのおかげで、抗原特異性を変えずに特徴の違う抗体をつくり出せる。これって、とても便利な作戦だよね。このようにしてつくられるIgGは、「わたしの体」で一番たくさんつくられているクラスの抗体なんだよ。

図1 抗体のクラススイッチ

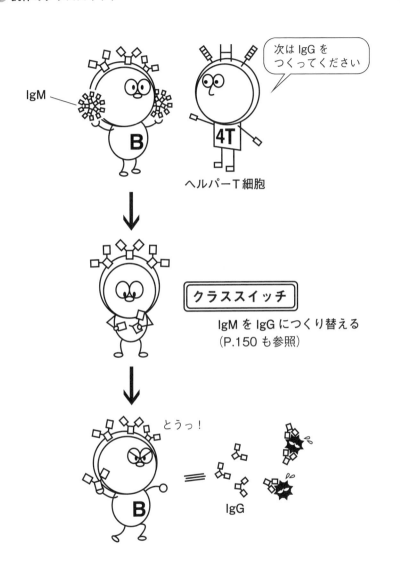

クラススイッチ

IgM を IgG につくり替える
（P.150 も参照）

抗体のクラススイッチで異なるクラスの抗体がつくられることがわかりました。クラススイッチは抗体の定常部の切り替えで，抗原が結合する可変部は変化なしでしたね。では，抗体の可変部を変化させて，抗体ミサイルを性能アップさせる方法はありませんか？

7-5へ ≫≫

性能アップの抗体だ（2）

抗体の親和性成熟

抗原と抗体の結合力を強めて抗体ミサイルを性能アップさせるためには，抗体の可変部を改変する必要がある。抗体をつくるB細胞が体細胞高頻度変異と呼ばれるちょっと危険な方法にチャレンジして可変部の改変に成功すると，性能アップした抗体ができるんだ。

かぎとかぎ穴，ぴったりだ：抗体の抗原結合部位の改変

ここでは，抗体が抗原とより強く結合できるような抗体の性能アップを考えてみよう。抗体の可変部は遺伝子の再編成でつくり出される抗体ごとにユニークな構造だったね（P.119）。抗原は抗体の可変部がつくる**抗原結合部位**に結合する。だから，抗原と抗原結合部位は，ちょうど「かぎとかぎ穴」のような関係になっている。かぎとかぎ穴の関係がよりぴったりになれば，抗原と抗体はより強く結合できるようになるね（**図1**）。

図1 抗体の抗原結合部位の改変

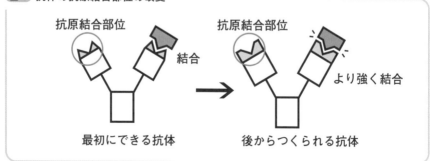

抗原結合部位　　　　　　　　　　　抗原結合部位

結合　　　　　　　　　　　　　　　より強く結合

最初にできる抗体　　　　　　　後からつくられる抗体

抗体の性能アップに挑戦だ：体細胞高頻度変異

抗原をより強く結合するように抗原結合部位の構造を変えるためには，抗原結合部位をつくるアミノ酸を入れ替える必要がある。そして，アミノ酸を入れ替えるためには，抗原結合部位のアミノ酸配列を指令している抗体遺伝子を変異させる必要がある。通常はこのような変異はめったに起きない，なぜって，失敗したら大切なタンパク質がつくれなくなるからね。でも，B細胞の中には，これに果敢にチャレンジする仲間がいる。残念ながら，失敗して死んでいく仲間もいるん

だ。チャレンジするB細胞のおかげで抗体遺伝子には例外的にこのような変異が起きる。**体細胞高頻度変異**と呼ばれているんだ（**図2**）。

性能アップの抗体ミサイル：抗体の親和性成熟

　このようなB細胞はクラススイッチもしていてIgM以外の抗体をつくる。体細胞変異はランダムに起きるから，本当に抗原とより強く結合できる抗体をつくることができるようになったB細胞を選び出す必要がある。このようなB細胞の選択は，リンパ節や脾臓の**胚中心**と呼ばれる特別な場所で起きていて**親和性成熟**と呼ばれている（P.154）。抗原に対して高い親和性の抗体をつくれるようになったB細胞の一部は**記憶細胞**になるんだよ。

図2 体細胞高頻度変異と，抗体の親和性成熟

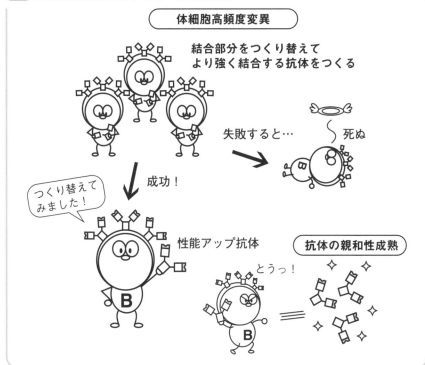

なーるほど，B細胞がつくってくれる抗体ミサイルはずんずん性能アップしていくんですね。ほんとに，頼もしいかぎりです。ここまで抗体のつくり方や特徴がいろいろ出てきました。抗体の働き方について，ちょっとまとめておきたいところです。

7-6へ ≫≫≫

抗体ミサイル大作戦

抗体クラスごとの働き

ここで抗体の働きをクラスごとにまとめてみよう（**図1**）。抗体はクラスごとに体の中での分布がずいぶんと違う。これは抗体の構造や抗体の働きとも深く関係しているんだよ。また，IgG，IgA，IgEの多くは，親和性成熟を経て，抗原との結合力がアップしているよ。

抗体クラスごとの働き

●IgM抗体の働き

IgM抗体は，五量体でとても大きいため，血管の外に出ていきにくい性質をもっている。だからIgM抗体はもっぱら血液中を循環している。そしてIgMは**補体**を活性化するちからが最も強いんだ。また，IgM抗体は抗原と結合すると大きな複合体となって凝集しやすい性質もあるね。

●IgG抗体の働き

健康な状態では，IgG抗体が血液中に最も多く含まれている抗体で，ヒトでは4つのサブクラスがある。それにIgG抗体はIgMに比べて小さい分子なので，血管の外に出ていきやすいので，血液だけでなく組織液やリンパ液中にも分布している。また，**胎盤**を通り越して，お母さんから赤ちゃんに運ばれるのもIgG抗体なんだ。IgGは補体を活性化したり，**オプソニン**として働いたり（P.136），**NK細胞**のADCC活性を促進したり（P.152）もするんだよ。

●IgA抗体の働き

IgA抗体は，単量体では主に血液中にとどまるけれど，多くは二量体になって粘液に分泌されて消化管や気道の**粘膜**をまもる働きがあるんだ（P.152）。また**二量体IgA**は**母乳**中に分泌されて生まれたばかりの赤ちゃんをまもる役割もあるんだよ。ここでも，母親は偉大なりってところだね。

●IgE抗体の働き

IgEは，血液や組織液にはほとんど存在しないけれど，皮膚や粘膜で見張り役をしている**マスト細胞**の特別なレセプターに結合して存在しているよ。IgE抗体は寄生虫感染やアレルギー反応に重要な抗体なんだ（P.153）。

このほかに**IgD抗体**があるけれど，働きはよくわかっていないんだ。

図1 抗体クラスごとの選択的な分布

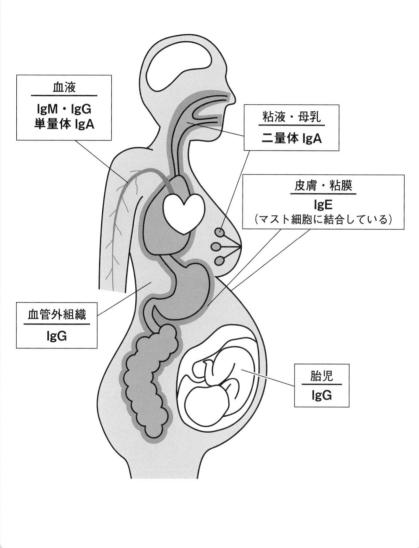

血液
IgM・IgG
単量体 IgA

粘液・母乳
二量体 IgA

皮膚・粘膜
IgE
（マスト細胞に結合している）

血管外組織
IgG

胎児
IgG

なるほど，ひとくちに抗体といっても体の中の分布や働きってずいぶん違うんですね。抗体のクラスが違うだけでこんなにいろんな働きをもつようになるなんて，すごいなぁ。わざわざクラススイッチする意味がわかりました。

まとめへ ≫≫≫

ここまでのまとめ

　通常，B細胞の抗体産生はヘルパーT細胞の助けを受けて始まります。抗体には5つのクラス（IgM，IgD，IgG，IgA，IgE）がありますが，B細胞が免疫応答の初期に産生する抗体はIgM抗体です。その後，免疫反応の進行に伴い，クラススイッチを経てB細胞は異なるクラスの抗体を産生します。クラスが異なる抗体は，異なる役割を分担しています。またB細胞は胚中心に移動して，抗体の親和性成熟が起きます。

✓ 理解度チェック

- ☐ 抗体の主な働きは，「中和」「オプソニン化」「補体活性化」。　　　　▶ 7-1
- ☐ 通常，B細胞による抗体産生はT細胞ヘルプを必要とする。　　　　▶ 7-2
- ☐ B細胞は，免疫応答の初めにIgMクラスの抗体をつくる。　　　　▶ 7-3
- ☐ 免疫応答が進むとB細胞は，抗体のクラススイッチを起こす。　　　　▶ 7-4
- ☐ 免疫反応が進むとB細胞は，高親和性の抗体をつくるようになる。　　▶ 7-5
- ☐ 抗体はクラスごとに異なった働きを担う。　　　　　　　　　　　　▶ 7-6
  - ・IgMは，五量体構造をもち，補体を活性化するちからが最も強い。
  - ・IgGは，血液中に最も多く含まれる抗体。胎盤通過能，オプソニン作用，ADCC活性をもつ。
  - ・二量体IgAは，粘膜の保護に重要。母乳にも含まれている。
  - ・IgEは，マスト細胞の高親和性IgEレセプターに結合して働く。アレルギーにも関与する。

レクチャープラス ——ここまでをもう少しくわしく——

第1部

第2部

第3部

第7章

B細胞による抗体の産生とその働き

レクチャープラス ——ここまでをもう少しくわしく——

テーマ

〈7-1〉B細胞とT細胞の協同作業：ハプテンとキャリア

　B細胞が抗体をつくるためには，T細胞との協同作業が必要でした。この反応を少し詳しく見てみましょう（**図1**）。ここでは抗原となる物質が小さな化合物（**ハプテン**）と大きなタンパク質（**キャリア**）でできていることとして説明します。

　まず，ハプテン部分に特異的な抗原レセプターをもつB細胞が抗原のハプテン部分を認識して抗原を取り込み，活性化して抗原をバラバラにします。そして，できあがったキャリア部分の断片を自分のMHC分子に提示してヘルパーT細胞の助けを待ちます。一方，同じ抗原は樹状細胞に取り込まれてやはりバラバラにされ，キャリア部分の断片がMHC分子に乗せられてT細胞に提示されます。ナイーブCD4T細胞はこれを認識して活性化し，ヘルパーT細胞になります。

　このようにできた活性化B細胞とヘルパーT細胞が出会い，B細胞がMHC分子上に提示するキャリア断片をヘルパーT細胞が認識できれば，B細胞とT細胞の相互作用はOKです。B細胞はヘルパーT細胞からのヘルプを受けて抗体産生が始まります。ここで注意したいのは，B細胞がつくる抗体はあくまでも抗原のハプテン部分に特異的な抗体であって，キャリア部分とは無関係であるということです。B細胞とT細胞は抗原認識の仕方がずいぶん異なりますが，同一の抗原であれば違う部分を認識していても協同作業ができるのです。言い換えると，B細胞とT細胞は同じ病原体の異なる部分を認識しても協同して病原体を退治できるということになります。

図1 B細胞とT細胞の協同作業

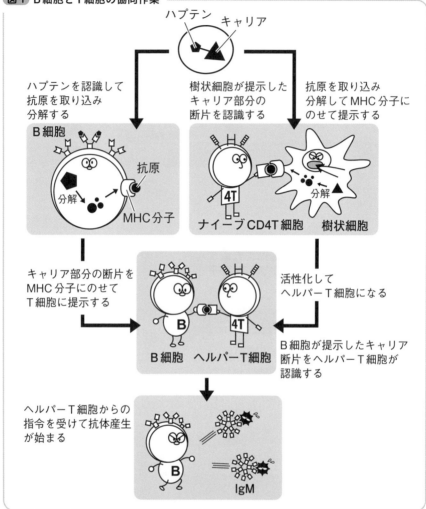

〈7-2〉 クラススイッチについて

　抗体は**V領域**と**C領域**から成り立っています（P.93）。抗体のV領域が抗原を結合する場所であるのに対して，抗体のC領域は体の中の抗体の分布や，抗原と結合した抗体の働きを決める大切な役割をもっています。抗体のC領域は抗体のクラスごとに異なるので，抗体クラスを切り替えることを**クラススイッチ**と呼び，

抗体のH鎖定常部の**遺伝子再編成**によって起こります（**図2**）。染色体上の抗体H鎖遺伝子では，再編成したV領域遺伝子（VDJ）とC領域遺伝子を連結させてH鎖全体の遺伝子がつくられます。B細胞は活性化されると，まずはじめにIgMをつくります。これはクラススイッチが起きる前の染色体上の遺伝子で，IgMのH鎖定常部をつくる遺伝子（C_μ）が再編成したV領域の最も近くにあるためです。B細胞がIgM以外のクラスの抗体，例えばIgG抗体をつくるときには，**図2**のように遺伝子の途中の部分がループのように切り出されて，IgGのH鎖定常部（C_γ）がV領域に最も近くに来るように再編成されます。なお，クラススイッチする前のB細胞は，B細胞レセプターとして働く膜結合型のIgMとIgDの両者をつくりますが，抗体としては主にIgMを分泌します。

図2 クラススイッチ

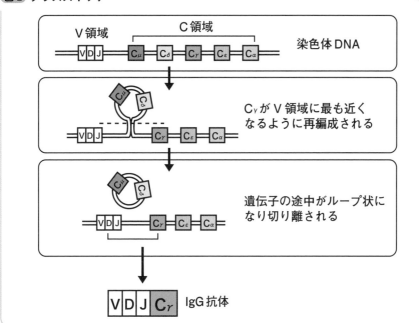

〈7-3〉抗体の構造と働き（3）：抗体クラスごとの働き

ここでは抗体クラスに特徴的な抗体の働きを説明します。

分泌型IgAによる粘膜組織の防御

　IgAは，単量体およびJ鎖で連結された二量体として存在します。このうち，二量体IgAは気道や消化管の**粘液**に大量に分泌され，粘膜組織をまもる役割をもつために**分泌型IgA**とも呼ばれます。二量体IgAをつくる形質細胞（抗体産生B細胞）は，粘膜下層に分布しているため，二量体IgAはつくられた場所から粘膜側に運ばれて，粘液に分泌される必要があります。粘膜組織の上皮細胞は，二量体IgAを結合する受容体（**ポリIg受容体**）を発現していて，二量体IgAを粘膜の内側から粘膜の外側に向けて運搬することができます。また，ポリIg受容体の断片は，二量体IgAを消化液による分解から保護する役割ももっています（**図3**）。このため，二量体IgAは粘液中に大量に含まれ，粘膜組織を保護することができます。単量体IgAは，IgGと同様に血液や組織外液に分布します。

図3 IgAの運搬

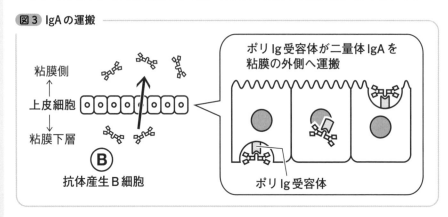

粘膜側
上皮細胞
粘膜下層
Ⓑ
抗体産生B細胞

ポリIg受容体が二量体IgAを粘膜の外側へ運搬
ポリIg受容体

IgGによるNK細胞のADCCの誘導

　NK細胞は，自然免疫で働く細胞傷害性活性をもつキラー細胞です。NK細胞はIgG抗体のH鎖定常部に結合する受容体（**Fcレセプター**）を発現しています。そして，標的となる細胞に結合したIgG抗体がNK細胞のFcレセプターに結合すると，NK細胞は活性化されて標的細胞を傷害します。このようなNK細胞の働きを**抗体依存性細胞傷害活性**（antibody-dependent cell-mediated cytotoxicity：**ADCC**）と呼びます（**図4**）。NK細胞の細胞傷害機構は，キラーCD8T細胞による細胞傷害機構と同様で，**パーフォリン**と**グランザイム**の放出によります（P.166）。

図4 NK細胞のADCC
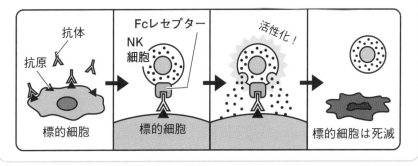

IgEによるマスト細胞の脱顆粒の誘導

　マスト細胞は**ヒスタミン**などの化学物質を大量に蓄えた顆粒をもった細胞です。マスト細胞は**IgE**の定常部に対するレセプター（**高親和性IgEレセプター**）を発現しているため，IgEを結合した状態で気道や消化管の粘膜や皮膚の直下に分布して自然免疫の見張り役としての役割を担っています。IgEは**寄生虫**が感染すると大量に産生される抗体で，血液中にも現れます。そして，マスト細胞上のIgEに寄生虫成分が結合して，マスト細胞が活性化されるとマスト細胞から顆粒が放出され（**脱顆粒**），その顆粒からヒスタミンが放出されます。ヒスタミンは，肺や消化管の筋肉を収縮させて寄生虫を排除します（**図5**）。このようなIgEによる反応が寄生虫の排除に重要であることが示されています。同様な反応が，**花粉症**や**喘息**などの**アレルギー**の原因になることも知られています（P.193）。

図5 IgEの働き

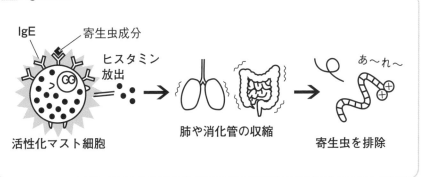

　抗原刺激を受けたB細胞は，リンパ節や脾臓などの二次リンパ組織のB細胞領域（**濾胞**：follicle）とT細胞領域の境界部分で抗原特異的なヘルパーT細胞に出会って，抗体産生を始めます。その後，活性化されたB細胞の一部はヘルパーT細胞とともにB細胞領域に移動して**胚中心**（germinal center）と呼ばれる細胞の集まりをつくります。この胚中心で，抗体の**クラススイッチ**と**親和性成熟**が起こります。胚中心は抗原刺激の後に形成されます。ここでは，抗体のクラススイッチと抗体の親和性成熟がどのように起きるのか説明しましょう（**図6**）。

　まず，B細胞はヘルパーT細胞からの指令を受けて，抗体のクラススイッチを行います。そしてクラススイッチしたB細胞はヘルパーT細胞とともに濾胞を進みます。濾胞に入ったヘルパーT細胞は**濾胞ヘルパーT細胞**（Tfh細胞）と呼ばれるヘルパーT細胞になります（P.162）。一方，濾胞には**濾胞樹状細胞**と呼ばれる特殊な細胞が存在していて，さまざまな抗原を少量ずつ長期間保持しています。そして，濾胞を移動するB細胞は濾胞樹状細胞の抗原で再度刺激を受けると，これをTfh細胞に提示し，Tfh細胞のヘルプを受けて活発に分裂を始めます。

　そして，このときB細胞は，抗体遺伝子に**体細胞高頻度変異**を起こします。この変異は抗体遺伝子の可変部に選択的に起きるため，抗体の抗原特異性が変化します。ただし，遺伝子の変異はランダムに起きるため，変異の結果，抗体が抗原とよりよく結合できるようになる場合もあれば，もとの抗原と結合できなくなる場合もあります。この違いを濾胞樹状細胞が保持している抗原との反応性でテストします。テストの結果，抗原とよりよく結合するようになった抗体をつくるB細胞だけが増殖を続けます。一方，体細胞変異の結果，抗原と結合できなくなってしまったB細胞は死滅します。このようにして，はじめの抗体よりも強く抗原と結合できるようになった抗体をつくるB細胞だけが選ばれて，親和性の高い抗体がつくられるようになります。親和性成熟した抗体をつくるB細胞は抗体産生に特化した形質細胞として大量に抗体をつくります。また，一部の細胞は**記憶B細胞**となって，再感染に備えます。

　ナイーブB細胞が活性化してタンパク質抗原に特異的な抗体をつくるために

図6 胚中心で起きる反応

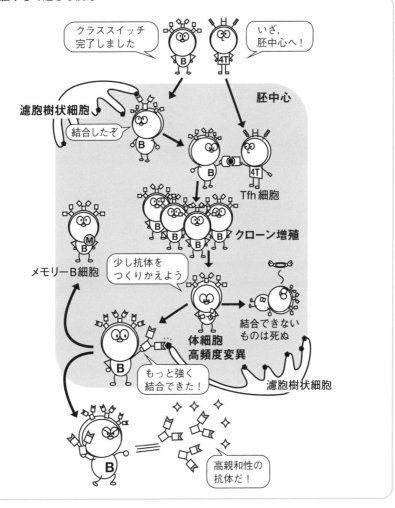

クラススイッチ
完了しました

いざ,
胚中心へ!

濾胞樹状細胞

胚中心

結合したぞ

Tfh細胞

クローン増殖

メモリーB細胞

少し抗体を
つくりかえよう

結合できない
ものは死ぬ

体細胞
高頻度変異

もっと強く
結合できた!

濾胞樹状細胞

高親和性の
抗体だ!

は,抗原刺激だけでなくヘルパーT細胞の補助が必要です。このように,通常の
タンパク質抗原に対する抗体の産生はT細胞に依存しているため,**T細胞依存性
抗原**(または**胸腺依存性抗原**)と呼ばれます。これに対して,細菌由来の多糖類
などの微生物成分はT細胞が存在しなくても抗体産生を誘導できるため,**T細胞
非依存性抗原**(または**胸腺非依存性抗原**)と呼ばれます(**図7**)。T細胞非依存
性抗原は多くの場合,繰り返し構造をもち多数のB細胞レセプターを一気に架橋

してB細胞を強く刺激するため，補助刺激がなくても抗体産生が誘導されると考えられています。T細胞非依存性抗原による抗体は，ヘルパーT細胞による補助なしに産生されるため，クラススイッチを経ないIgMクラスの抗体となります。

図7 T細胞非依存性抗原

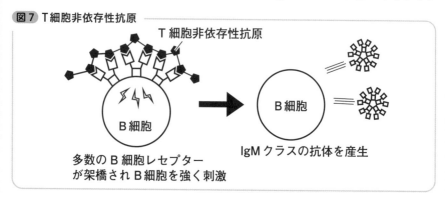

〈7-6〉単クローン性抗体

　生体に異物抗原が侵入すると，抗原上の複数の**エピトープ**に反応する多数のB細胞がクローン増殖して抗体を産生します。このため，通常の免疫反応で産生される抗体は，多クローン性のB細胞から産生される不均一な**多クローン性抗体**（**ポリクローナル抗体**）であるといえます。多クローン性抗体は抗原で免疫した動物の血清として得られることから，抗血清とも呼ばれます。

　多クローン性抗体はさまざまな用途に使用されますが，多くの種類の抗体の混合物であるため，その不均一性が問題となることがあります。この問題を解決するために，単一の抗体産生B細胞と骨髄腫細胞を融合させ，抗体をつくりながら永遠に生き続ける雑種細胞（**抗体産生ハイブリドーマ**）をつくる技術が開発されました。抗体産生ハイブリドーマから産生される抗体は単一のB細胞クローンに由来することから，**単クローン性抗体**（**モノクローナル抗体**）と呼ばれます。単クローン性抗体は単一のエピトープを認識する均一なタンパク質で，多クローン性抗体に比べて高い特異性を有する点が特徴です。このため，単クローン性抗体は遺伝子工学的に産生され，医薬品として用いられています。そのほかに，酵素や放射性同位元素などを標識して，免疫測定法（イムノアッセイ）にも用いられます。ELISA（enzyme-linked immunosorbent assay：酵素結合免疫吸着測定法）は免疫学的な検出に広く用いられています。

第1章
第2章
第3章
第4章
第5章
第6章
第7章
第8章
第9章
第10章

第8章

相手を見きわめる
T細胞のひみつ：

病原体に応じた
T細胞の分業と働き

> 免疫部隊のおかげで，わたしの健康がまもられているのがわかってきました。でも，「わたしの体」に侵入しようとたくらんでいる病原体はたくさんあって，それぞれ違った作戦で攻めてくるんではないですか？　だったら，こちらもそれぞれに違う作戦で立ち向かう必要はないの？

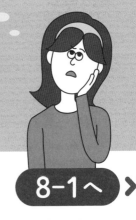

8-1へ >>>

相手はどんな病原体？

病原体の特性と免疫応答

そのとおり，病気を起こす病原体にはいろいろな種類があって，特徴も違う。ここでは，まず病原体の特徴を整理しておこう（**図1**）。「敵を知り，己を知れば，百戦危うからず」っていうだろ。そして，それぞれの相手と戦うときの免疫部隊の主な戦法を紹介しよう。

敵はどんな病原体？：だれ・どこ・どんな？

　感染症を起こす**病原体**は，**ウイルス，細菌，真菌，寄生虫**に分類されるんだったね（P.10）。免疫部隊は，病原体がどこに住み着いてどんな特徴をもっているかを見きわめて，病原体を退治するための作戦を立てている。大事なポイントは，病原体が感染して増殖する場所が，細胞の「内か外か」という点と「大きさ」なんだ。免疫部隊は，自分たちの武器がどこにいる相手に効果的かをよく知っている。それから，相手の大きさも重要なポイントなんだ。大きすぎる相手にはちょっと違う戦法が必要になるからね。

どこにいるのか：細胞の内か外か

　細菌や真菌は栄養があれば細胞の外で勝手に増殖する。ほとんどの細菌や真菌は細胞の外にいるから，免疫部隊はこれを攻撃すればいい。これに対して，ウイルスは自分だけでは増殖できないから，細胞内に潜んで増殖する。一部の細菌もマクロファージに入り込んで目くらましする。だから，免疫部隊は細胞に入り込んだ病原体も退治しなくてはいけない。免疫部隊の主な武器は，食べる（**食細胞**）と撃退する（**抗体**）と殺す（**キラー細胞**）だった（P.20）。細胞の外にいる病原体に対しては撃ち落とす作戦が，細胞の中に潜む病原体に対しては食べる作戦と壊す作戦が，それぞれ主な戦法になる。

どんな大きさ？：寄生虫は，でっかい微生物

　病原体はみな微生物だけど，その大きさはずいぶんと違う。とくに寄生虫の仲間は圧倒的に大きいので，いつもの戦法だけでは歯が立たない。だから戦い方を変えて，流し出す，はたき落とすといった戦法もとるんだ。どんな戦法をとるかは，T細胞が決めている。次からは，免疫部隊の司令塔となるT細胞の働きを詳しく見ていこう。

図1 病原体の種類と特性

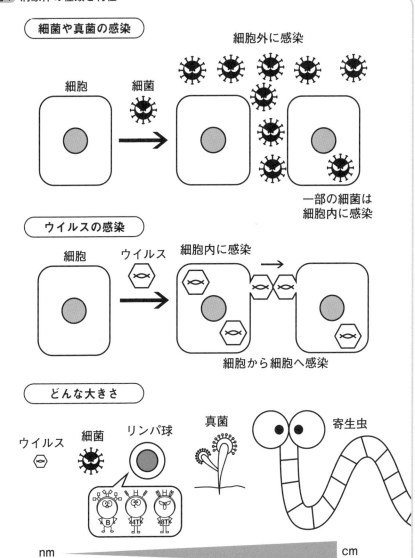

細菌や真菌の感染

細胞外に感染

細胞　細菌

一部の細菌は
細胞内に感染

ウイルスの感染

細胞　ウイルス　細胞内に感染

細胞から細胞へ感染

どんな大きさ

ウイルス　細菌　リンパ球　真菌　寄生虫

nm　cm

なーるほど。やっぱり免疫部隊は，相手を見きわめて戦い方を決めているんですね。でもどうやって，侵入してきた相手が何かを見きわめているんですか？　それからどうやって，違う戦い方ができるようになるんですか？

8-2へ ≫≫≫

相手しだいで，変わります

ヘルパーCD4T細胞の分化

侵入者の見きわめ方を考えるために，適応免疫反応の始まり方を思い出そう。侵入者の情報を適応免疫部隊に伝えるのは，樹状細胞だね。樹状細胞がどんな状態で情報をT細胞に伝えるかが，ポイントなんだ。そして，CD4T細胞がこれに応えて，戦いが始まるんだよ。

見きわめたぞ，侵入者：活性化樹状細胞と抗原提示

適応免疫は，病原体の危険な味で活性化した樹状細胞がナイーブT細胞に抗原提示することから始まるのだったね（P.78）。活性化した**樹状細胞**は**抗原刺激**と**補助刺激**の2つに加えて，もう1つ「今度は，こんな侵入者だ」というメッセージを運んでくる。樹状細胞は，侵入者の種類を意味する**サイトカイン**を第3のメッセージとしてナイーブCD4T細胞に伝えるんだ（**図1**）。そして第3のメッセージを深く理解して活性化したCD4T細胞が適応免疫部隊が進む方向を決めるんだ。

図1 活性化樹状細胞と抗原提示

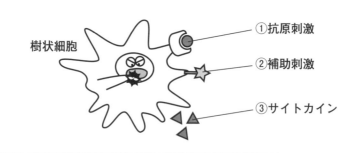

樹状細胞

①抗原刺激

②補助刺激

③サイトカイン

CD4T細胞は，変わります：CD4T細胞サブセットの分化

樹状細胞から3つのシグナルを受け取ったナイーブCD4T細胞は，活性化してヘルパーCD4T細胞に分化するよ。そして，さまざまな種類の侵入者に立ち向かうための専門家サブセットに変身するんだ（**図2**）。ここでは，まずはサブセットの紹介だ（ヘルパーT細胞だから，Thだね）。**Th1細胞**は，マクロファージやキラーT細胞を活性化して細胞性免疫を促進する。**Th2細胞**は，マスト細胞，好

塩基球，好酸球の働きを活性化して寄生虫の排除を促進する。**Tfh細胞**は，二次リンパ組織で起きる抗体産生や抗体のクラススイッチ，親和性成熟を助けている。**Th17細胞**は好中球が働く免疫反応を促進するんだ。免疫反応のブレーキ役として働く**制御性Ｔ細胞**もCD4T細胞から出現するんだ。

ベストミックスをめざします：細胞性免疫と体液性免疫

そして，このようなヘルパーCD4T細胞サブセットがさまざまなサイトカインを使い分けて免疫部隊の戦い方を指令するんだ（P.178）。ほとんどの場合は，**細胞性免疫**と**体液性免疫**がバランスよく働いて病原体が排除される。でもこのバランスが崩れると，「わたしの体」の健康が保てなくなることもあるから要注意さ。

図2 ヘルパーCD4T細胞サブセットへの分化

樹状細胞

抗原刺激
エンジンON！

補助刺激
アクセルON！

サイトカイン
変身ON！

ナイーブ CD4T 細胞

ヘルパー CD4T 細胞

制御性Ｔ細胞

Th1	Th2	Tfh	Th17

STOP

iTreg

なーるほど。ナイーブCD4T細胞が活性化されるときに，どんな種類の病原体が侵入しているかってことも伝えられるので，いろんな種類のヘルパーCD4T細胞ができてくるんですね。でも，ちょっと複雑！　CD4T細胞の変身の様子を，もっと教えてください！

8-3へ ≫≫≫

どちらに進むか，調節だ（1）

Th1細胞，Th2細胞，Tfh細胞

ヘルパーCD4T細胞は，免疫反応の進み方を決定する免疫部隊の司令塔さ。ヘルパーCD4T細胞のサブセット（仲間）を順番に紹介していくよ。ヘルパーT細胞の中で，初めて分担がわかったのがTh1細胞とTh2細胞だ。Tfh細胞は最近になって見つかったんだよ。

Th1型免疫反応を進めます：Th1細胞

免疫反応が進むにつれて，樹状細胞がつくるサイトカインが変化する。そして，抗原提示を受けるとき，**IL-12**と**IFN-γ**が提供されると，ナイーブCD4T細胞は**Th1細胞**へ分化する（**図1**）。IFN-γはNK細胞から提供されることもある。Th1細胞は**IL-2**や**IFN-γ**をつくって，**マクロファージ，NK細胞，キラーCD8T細胞**が働く細胞性免疫を活性化する。Th1細胞は，おもに**細菌**や**ウイルス**を排除する免疫反応（**Th1型免疫反応**）を促進すると理解しておくといいね。

Th2型免疫反応を進めます：Th2細胞

一方，抗原提示を受けるとき**IL-4**が提供されると，ナイーブCD4T細胞は**Th2細胞**へ分化する（**図2**）。Th2細胞は**IL-4，IL-5，IL-10**や**IL-13**をつくって，マクロファージやマスト細胞や好塩基球や好酸球を活性化する反応（**Th2型免疫反応**）を促進する。Th2細胞が促進する免疫反応は，寄生虫への防御にぴったりだ。粘液をつくって洗い流したり，かゆみをもよおして払い落としたりさせる。それから，大きな**寄生虫**は皮膚を壊して侵入することが多いから，組織の修復も促進するんだ。

濾胞での抗体づくりを支えます：Tfh細胞

ヘルパーCD4T細胞は，B細胞の抗体産生と抗体の**クラススイッチ**や**親和性成熟**を誘導する働きがあったね。このようなB細胞の変化は二次リンパ組織の**濾胞**（follicle）で起きている。そして，これをヘルプするのは，どうやらTh1細胞やTh2細胞ではなく，**Tfh細胞**なんだ（**図3**）。ナイーブCD4T細胞がTfh細胞になるときは，樹状細胞の抗原提示とともに**IL-6**と**IL-21**が働く。そして，B細胞との相互作用も大切だ。Tfh細胞は，**IL-21，IL-4**や**IFN-γ**をつくって濾胞の胚中心と呼ばれる部分で，B細胞の抗体産生と抗体のクラススイッチや親和性成熟をヘルプするんだよ。

図1 Th1 細胞の働き

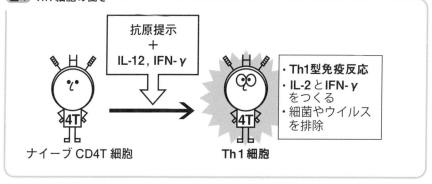

抗原提示
＋
IL-12, IFN-γ

ナイーブ CD4T 細胞　　　Th1 細胞

・**Th1型免疫反応**
・IL-2 とIFN-γ
をつくる
・細菌やウイルス
を排除

図2 Th2 細胞の働き

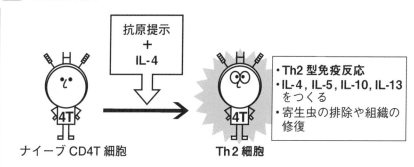

抗原提示
＋
IL-4

ナイーブ CD4T 細胞　　　Th2 細胞

・**Th2型免疫反応**
・IL-4, IL-5, IL-10, IL-13
をつくる
・寄生虫の排除や組織の
修復

図3 Tfh 細胞の働き

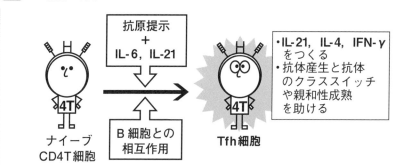

抗原提示
＋
IL-6, IL-21

B 細胞との
相互作用

ナイーブ
CD4T細胞　　　Tfh細胞

・IL-21, IL-4, IFN-γ
をつくる
・抗体産生と抗体
のクラススイッチ
や親和性成熟
を助ける

ナイーブCD4T細胞って，いろんな働きができるように変化するんですね。適応
免疫反応がどんな方向に進んでいくのかを決めるのはCD4T細胞なんですね。
Th1細胞，Th2細胞，Tfh細胞のほかにも，ヘルパーT細胞がいました。どんな
働きをしているのですか？

8-4へ ≫≫≫

どちらに進むか，調節だ（2）

iTreg細胞とTh17細胞

適応免疫反応がどのように進んでいくかは，いくつかの分かれ道がある。適応免疫が始まるためには，樹状細胞が活性化されている必要があった。では，樹状細胞が活性化されていないとどうなる？　ここでは樹状細胞の活性化状態と関連付けて，iTreg細胞とTh17細胞を紹介しよう。

まだ始めないでね，適応免疫反応：抑制性樹状細胞

　樹状細胞は病原体の危険な味を感じると活性化して，適応免疫反応を始めるようになる（P.78）。では，病原体が侵入してこない状態ではどうだったかな？病原体がいない状態でも樹状細胞は周囲の自己抗原を食べたり飲んだりして，抑制性樹状細胞として働いているんだったね（P.116）。そして，抑制性樹状細胞は免疫反応を抑制するサイトカイン（TGF-β）を分泌しているんだ。

免疫反応をストップだ：誘導性Treg細胞

　抑制性樹状細胞が分泌する抑制性サイトカイン（TGF-β）を浴びながら，抗原提示を受けたナイーブCD4T細胞は，それ自身も免疫反応を抑制する制御性T細胞になる。この細胞は，胸腺で自然につくられる制御性T細胞（nTreg細胞）と区別するために，誘導性Treg細胞（iTreg細胞）と呼ばれる。iTreg細胞は不要な免疫反応を起こさないためのブレーキ役として働くんだ（図1-①）。

好中球を呼び込むぞ：Th17細胞

　さて，樹状細胞が危険な味を感じて活性化すると，補助刺激分子を発現して分泌するサイトカインも変化する。最初の変化は，TGF-βに加えてIL-6をつくるようになることだ（その後，樹状細胞がつくるサイトカインは次第に変化する）。樹状細胞による抗原提示とTGF-βとIL-6を浴びたナイーブCD4T細胞は，Th17細胞と呼ばれるヘルパーT細胞に分化する（図1-②）。分化したTh17細胞はリンパ組織を離れて，血管を通って移動する。そして感染部位にたどり着くと，IL-17と呼ばれるサイトカインを大量につくるんだ。Th17という名前は，このことに由来している。IL-17は近くの上皮細胞や血管内皮細胞や線維芽細胞に働いて，炎症反応を増幅して感染部位に好中球をずんずん呼び込む。適切な免疫反応には，Th17細胞とiTreg細胞のバランスが重要だ。

図1 iTreg細胞とTh17細胞

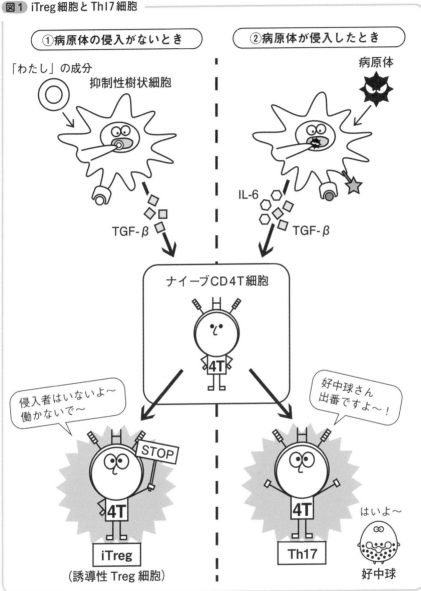

①病原体の侵入がないとき

②病原体が侵入したとき

「わたし」の成分

抑制性樹状細胞

病原体

IL-6

TGF-β

TGF-β

ナイーブCD4T細胞

4T

侵入者はいないよ〜
働かないで〜

好中球さん
出番ですよ〜！

STOP

4T

4T

iTreg

Th17

（誘導性 Treg 細胞）

はいよ〜

好中球

CD4T細胞がいろいろな専門家に変身して，免疫部隊の司令塔として働くことが
わかりました。そういえば，CD8T細胞のお話をあまり聞いていませんでした。
殺し屋T細胞って，どうやって働くの？　CD4T細胞に助けてもらわなくても大
丈夫なんですか？

8-5へ ≫≫≫

爆破スイッチ，ボン！

キラーCD8T細胞の働き

実はね，「わたしの体」の細胞には万一のときのために自殺するプログラムが用意されているんだ。キラーCD8T細胞はこの自殺プログラムを使って細胞に感染したウイルスを住み家もろとも破壊するんだ。ここではキラーT細胞とヘルパーT細胞の関係も，整理しておこう。

死んでもらいます：サイトトキシンによる細胞死の誘導

　侵入したウイルスを退治するために，**キラーCD8T細胞**はウイルスの住み家になった感染細胞ごと破壊する。第1の方法は，感染細胞にプログラムされた細胞死（**アポトーシス**という）を誘発するために，**サイトトキシン**を注入する方法だ。サイトトキシンの本体は，**パーフォリン**と**グランザイム**と呼ばれる物質だ。パーフォリンは細胞膜に穴をあけ，グランザイムが細胞で働くとウイルス感染細胞の自殺プログラムが働き出して，ウイルスとともに破壊される（**図1-①**）。サイトトキシンはキラーT細胞の中では働かないようにできているんだよ。

爆破スイッチ，ボン：Fasリガンドによる細胞死の誘導

　第2の方法は，標的になる細胞がもつFasと呼ばれる自爆スイッチ分子を刺激することなんだ。**Fas分子**をFasに結合する**Fasリガンド**という分子で刺激すると，やはりアポトーシスのためのプログラムが実行されるんだ（**図1-②**）。アポトーシスには，DNAをばらばらにするちからがある。だから，感染細胞に潜んでいるウイルスもいっしょに破壊することができるんだ。この方法は，適応免疫反応を終結させるときに，役目を終えたキラーCD8T細胞どうしの間でも使われる。キラーT細胞は，クールで厳しい殺し屋なんだ。

樹状細胞を経由でね：ヘルパーT細胞によるヘルプ

　樹状細胞が完全に活性化すれば，ナイーブCD8T細胞は活性化してキラーCD8T細胞になることができる（P.80）。でも，樹状細胞の活性化が十分でないときは，**Th1細胞**が樹状細胞に働きかけて，樹状細胞を活性化する。そして，Th1細胞によって完全に活性化された樹状細胞がキラーCD8T細胞への分化を促進するんだ。Th1細胞がつくるサイトカインがキラーCD8T細胞への分化を促進することもある。キラーCD8T細胞は，Th1細胞のヘルプを受けるんだよ（**図2**）。

図1 キラーCD8T細胞の働き

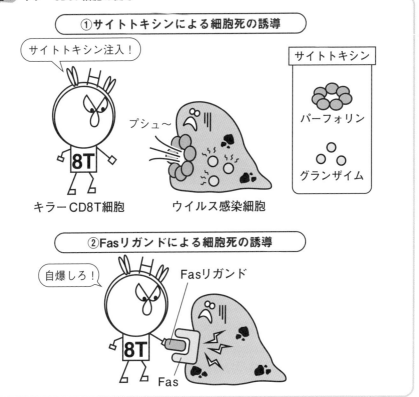

図2 ヘルパーT細胞によるヘルプ

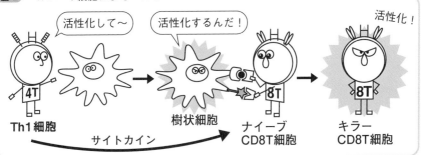

ナイーブT細胞では何もできないのに，活性化されるとヘルパーCD4T細胞や制御性T細胞，それからキラーCD8T細胞になって適応免疫部隊になくてはならない存在になるんですね。このへんで，ここまでに出てきたいろいろなT細胞の働きをまとめて見たいなぁ。

8-6へ ≫≫

どんな相手もへっちゃらだ

エフェクターT細胞の
働きのまとめ

よしきた，ここではエフェクターT細胞の働きを見渡しておこう。ナイーブT細胞から分化して，免疫反応で働くちからを獲得したT細胞が，エフェクターT細胞だ。CD4T細胞やCD8T細胞がエフェクターT細胞としてどんな働きをしているのか，整理しておこう。

大活躍！CD4T細胞の仲間たち：エフェクターCD4T細胞サブセット一覧

　病原体を感知した**樹状細胞**から抗原提示を受けたCD4T細胞は，さまざまなヘルパーT細胞に分化する（**図1**）。**Th1細胞**は，**マクロファージ**や**キラーT細胞**やNK細胞に働きかけて，細菌やウイルスを退治する免疫反応を促進する。**Th2細胞**は，**マスト細胞**，**マクロファージ**，**好酸球**，**好塩基球**に働きかけて，寄生虫を退治する免疫反応を促進する。このような免疫反応はそれぞれ特徴的なので，**Th1型免疫反応**や**Th2型免疫反応**と呼ばれる。また，それぞれの反応で活躍するマクロファージを**M1マクロファージ**や**M2マクロファージ**と呼んだりもするんだ。

　Th17細胞は，上皮細胞に働きかけて好中球を局所に動員する。**好中球**が働く免疫反応は，細菌や真菌をやっつけるのに有用だ。そして，**Tfh細胞**はB細胞に働きかけて，さまざまな病原体に対する抗体の産生や抗体のクラススイッチと親和性成熟を促進する。抗体はすべての病原体に対してつくられるね。そして，病原体がいないときは，抑制性に働く樹状細胞に誘導された**iTreg細胞**が，不要な免疫反応を起こさないようブレーキ役として働くんだ。それぞれの**エフェクターCD4T細胞**は，異なるサイトカインを分泌するので，異なる機能を発揮することができるんだよ（P.178）。

クールな殺し屋：キラーCD8T細胞の働き

　CD4T細胞に比べるとCD8T細胞の働きはシンプルだ。**キラーCD8T細胞**は，ウイルスを感染細胞ごと破壊して退治する。このときウイルス感染細胞は，自殺プログラムに従って，ウイルスもろともアポトーシスで死んでいく（**図2**）。そしてキラーCD8T細胞がフルにちからを発揮するには，Th1細胞のヘルプを借りるんだったね（P.166）。

図1 エフェクターCD4T細胞サブセットとその働き

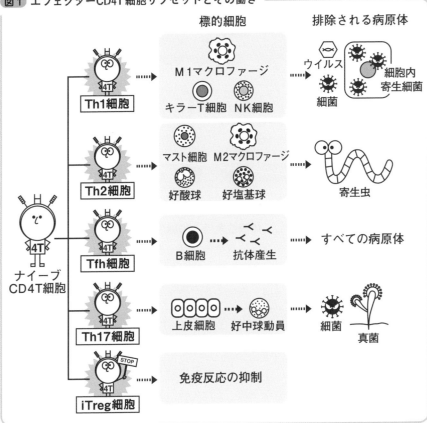

標的細胞　　　　　排除される病原体

- Th1細胞 → M1マクロファージ / キラーT細胞 / NK細胞 → ウイルス / 細菌 / 細胞内寄生細菌
- Th2細胞 → マスト細胞 / M2マクロファージ / 好酸球 / 好塩基球 → 寄生虫
- Tfh細胞 → B細胞 → 抗体産生 → すべての病原体
- Th17細胞 → 上皮細胞 → 好中球動員 → 細菌 / 真菌
- iTreg細胞 → 免疫反応の抑制

ナイーブCD4T細胞

図2 キラーCD8T細胞の働き

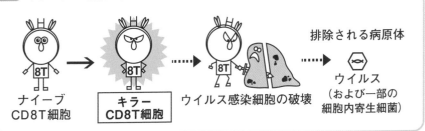

排除される病原体

ナイーブCD8T細胞 → キラーCD8T細胞 → ウイルス感染細胞の破壊 → ウイルス（および一部の細胞内寄生細菌）

T細胞の指令のおかげで，いろんな免疫反応が手際よく進んでいくんですね。B細胞がつくる抗体が働く体液性免疫や，キラーT細胞やマクロファージが働く細胞性免疫。免疫部隊には，いろんな戦法がありました。実際に，どんな相手にどんな戦法で戦っているんですか？

8-7へ ≫≫≫

ベストミックス探ります

さまざまな病原体に対する免疫反応

病原体は感染場所や大きさがさまざまだから，免疫部隊の戦い方に工夫が必要だ。免疫部隊は，うまくバランスをとりながら，体液性免疫と細胞性免疫の両方を組み合わせて病原体と戦っている。ここでは，病原体ごとにどんな戦い方をしているかを見てみよう（**図1**）。

ベストミックスを探ります：適応免疫反応のエフェクター機構

　免疫部隊は病原体を見きわめて，侵入してきた病原体に適した戦法を選んでいる。ほとんどの病原体に対して**体液性免疫**と**細胞性免疫**の両方が有効だけど，相手によってベストな戦法は異なる。病原体に対するさまざまなクラスの抗体をつくるB細胞をヘルプする主役は**Tfh細胞**だ。そして，その他のヘルパーT細胞も協力して病原体を排除する最適な免疫応答が誘導されているんだよ。

相手を見きわめ，戦うぞ：病原体ごとに異なる免疫反応の特徴

- **ウイルスに対する防御**：**ウイルス**に対しては，主に抗体（IgM，IgG，IgA）とキラーT細胞が働く。抗体はウイルスが細胞の中に隠れてしまう前にウイルスに結合して中和する役割がある。細胞に感染したウイルスは，**Th1細胞**で活性化されたキラーT細胞が感染細胞ごと破壊して退治するよ。

- **細菌や真菌に対する防御**：**細胞内寄生細菌**は**マクロファージ**の中で増えてしまうから，**Th1細胞**でマクロファージを活性化して殺菌するに限る。一方，細胞外で増える**細菌**に対しては，主に抗体（IgM，IgG，IgA）が働く。病原体の中和に加えて，補体活性化やオプソニン作用も重要だからね。**真菌**の排除には，抗体とマクロファージが関与する。そして，**Th17細胞**も働けば，好中球も加わって細菌と真菌に対する防御はいっそう強力になるよ。

- **寄生虫に対する防御**：**寄生虫**の排除には，なんといっても IgE抗体が重要だ。IgE抗体はマスト細胞と働いて寄生虫を追い出す反応を促進する。**Th2細胞**が活性化するマクロファージや好酸球なども寄生虫の排除に働くよ。

　どうだい，免疫部隊がさまざまな戦法を使い分けて，いろんな病原体と戦っている様子がわかったかな？

図1 病原体ごとに異なる免疫反応の特徴

病原体	体液性免疫	細胞性免疫
ウイルス	IgM IgG IgA	キラーCD8T細胞
細胞内寄生細菌		マクロファージ
細胞外生細菌	IgM IgG IgA	
真菌	IgG	マクロファージ
寄生虫	IgE マスト細胞	マクロファージ

部隊は病原体を見きわめて，相手ごとに相応しい戦い方を選んでいるんですね。「敵を知り，己を知れば，百戦危うからず」って，ことわざを思い出しました。さて，いろんな免疫反応がありましたけど，全体がどんなふうに進んでいくのでしたっけ？　この辺で一度見渡したいです。

8-8へ ≫≫≫

免疫反応は順序よく（1）

一次免疫応答の成立

よしきた，ここでは初めて出会う病原体に対する**一次免疫応答**がどのように進むのか，眺めておこう。免疫反応は時間とともに変化するいくつかの段階からなっている。これまでに説明したいろいろな免疫反応が，いつどこで起きるのか，細菌感染を例に整理しておこう。

病原体の侵入と自然免疫による防御

　「わたしの体」はバリアとしての**皮膚**でまもられている。しかし，ケガをして傷ができると病原体が侵入する。ここでは細菌感染を考えてみる（病原体には粘膜を通り越してくるものや，ダニのようにバリアを食いちぎって入り込むものもいる）。侵入した**細菌**を待ち構えるのはざっくりレセプターとしての**パターン認識レセプター**をもち，緊急対応してくれる**自然免疫**だ（**図1-①**）。多くの場合はここで撃退できる。だけど，自然免疫部隊の攻撃を逃れて感染が広がってしまうこともある。

樹状細胞による適応免疫反応の開始

　そんなときには**樹状細胞**が登場さ。樹状細胞は自然免疫部隊の仲間が戦っている間に病原体の特徴を見きわめる。そして，危ないやつらだと判断すると活性化して，**輸入リンパ管**を通って**リンパ節**へ移動する。そこはきっちりレセプターとしての**抗原レセプター**をもったリンパ球が集まる防衛基地だ。そして，樹状細胞から病原体の侵入を伝えられると，**適応免疫**が始まる（**図1-②**）。抗原特異的なT細胞やB細胞は活性化してドバッと**クローン増殖**し（ここで時間がかかるんだ），数日のうちにエフェクターT細胞や抗体産生B細胞に変身さ。

適応免疫エフェクターの動員と病原体の排除

　そして，準備が整った**エフェクターT細胞**や**抗体**は，**輸出リンパ管**を通ってリンパ節から放出され，**血管**を通って感染部位に到着する。感染部位の血管は，炎症反応のおかげで透過性が亢進していたり，目印になる**細胞接着分子**や**ケモカイン**があるので，間違えることはない。適応免疫部隊の強力な助けがあって細菌は除去される（**図1-③**）。このように，自然免疫系と適応免疫系が協力して一次免疫応答は順序よく進んでいくんだよ。

図1 一次免疫応答の進行

┌─────────────────────┐
│ ①病原体の侵入と   │
│   自然免疫による防御 │
└─────────────────────┘

マクロファージ

樹状細胞

┌─────────────────────────┐
│ ③適応免疫エフェクターの │
│   動員と病原体の排除   │
└─────────────────────────┘

好中球

マクロファージ

ヘルパー
CD4T 細胞

②樹状細胞による適応免疫反応の開始

輸入
リンパ管

樹状細胞

ナイーブ
T 細胞

ヘルパー
CD4T 細胞

B 細胞

輸出
リンパ管

血管

リンパ節

せっかち部隊の自然免疫系とじっくり部隊の適応免疫系が協力して、一次免疫応答が進んでいくんでしたね。「わたしの体」のバリア、二次リンパ組織、リンパ管や血管のことも思い出しました。そうそう、適応免疫の特徴といえば、免疫記憶がありました。これはどうなっているの？

8-9へ ≫≫

免疫反応は順序よく（2）

免疫応答の時間経緯と免疫記憶

そうだね，病原体の特徴をおぼえる免疫記憶は適応免疫部隊の最大の特徴だ。免疫記憶のおかげで同じ病原体に再感染したときは，特異的な抗体やエフェクターT細胞が速やかに誘導されて，効果的な防御ができる。ここでは免疫記憶の特徴について，まとめてみよう。

二次応答は，早くて強い：免疫記憶は長期間維持される

　免疫記憶とは，1度出会った病原体に対して長期間持続される免疫反応といえる。免疫記憶による反応は，病原体に出会った回数によって**二次応答**や三次応答と呼ばれ，一次応答とは質的に違っている。記憶反応は，一次応答よりも早くて強い特徴があるんだ（**図1**）。しかも「はしか」や「おたふく風邪」には1度しかかからないように，一生続くほど長期間維持される。免疫記憶のおかげで，ずいぶん助かっているね。

図1 免疫記憶は長期間維持される

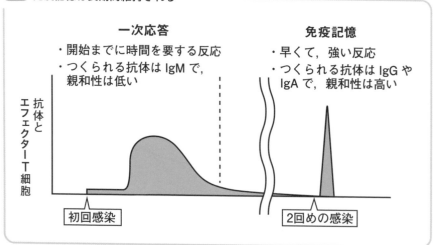

退治完了！武装解除と次への準備：免疫反応の終結と免疫記憶の誘導

　免疫記憶はどのようにできるのだろう？　一次応答が順序よく進み，病原体の退治が完了すると，免疫部隊はいったん武装解除に向かうんだ。病原体に対して

適応的に反応して部隊をつくってきたから，病原体がなくなればほとんどのエフェクター細胞は任務を終えて死滅する約束なんだ。でも，大丈夫。ごく一部だけれどクローン増殖したリンパ球は記憶細胞として長期間生き残る。そして，記憶細胞は，病原体と戦った感染の記憶として「わたしの体」をまもってくれる。こうして，免疫記憶が成立するんだよ。

おぼえているよ，記憶細胞：記憶Ｂ細胞と記憶Ｔ細胞の特徴

　記憶Ｂ細胞と記憶Ｔ細胞は再感染が起きるまでは静かに備えている。とはいえ，ナイーブリンパ球とは違った性質がある。例えば，ナイーブＢ細胞は活性化されるとまずIgM抗体をつくるのに対して，記憶Ｂ細胞は主にIgG抗体やIgA抗体をつくる。これは一次応答で**クラススイッチ**しているからだ。繰り返し刺激のおかげで抗体の親和性も高い。記憶Ｔ細胞も再感染に対して素早く反応できる。でも，クラススイッチなどのわかりやすい変化がないので，今も記憶Ｔ細胞についてはわかっていないことが多いんだ（ 図2 ）。

図2 記憶Ｂ細胞と記憶Ｔ細胞の特徴

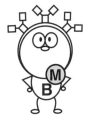
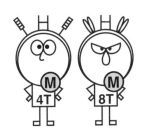

記憶Ｂ細胞
（メモリーＢ細胞）

記憶Ｔ細胞
（メモリーＴ細胞）

つくる抗体は
・IgG や IgA
・高親和性抗体

・ナイーブＴ細胞より
　素早く反応できる
・わかっていないこと
　も多い

早くて強い免疫記憶って，ほんと頼もしいですね。それに，感染の記憶を忘れない記憶リンパ球が長生きするっていうのも驚きです。記憶細胞にはまだわからないことが多いなんて，なんだか謎めいて，不思議な感じです。

まとめへ 》》》

ここまでのまとめ

　ナイーブCD4T細胞は，病原体の特徴に応じた免疫応答を促進するために，異なった機能をもつヘルパーT細胞サブセット（Th1細胞，Th2細胞，Th17細胞およびTfh細胞）に分化して働きます。一方，ナイーブCD8T細胞は，キラーCD8T細胞として標的細胞を殺す役割を担います。そして，病原体に対する免疫応答は段階を経て順序よく進み，長期的な防御に役立つ免疫記憶をつくります。

✔ 理解度チェック

- □ 免疫系は，病原体の特性（感染部位や大きさ）に応じて防御する。　▶ 8-1
- □ ナイーブCD4T細胞は，病原体に応じたヘルパーT細胞に分化する。　▶ 8-2
- □ Th1細胞は，細菌やウイルスに対する免疫反応を促進する。　▶ 8-3
- □ Th2細胞は，寄生虫に対する免疫反応を促進する。　▶ 8-3
- □ Tfh細胞は，濾胞で起きるB細胞の抗体産生を促進する。　▶ 8-3
- □ Th17細胞は，好中球が関わる免疫反応を促進する。　▶ 8-4
- □ 誘導性Treg細胞は，免疫応答を抑制する働きをもつ。　▶ 8-4
- □ キラーCD8T細胞は，ウイルス感染細胞を破壊する。　▶ 8-5
- □ 免疫応答は細胞性免疫と体液性免疫のバランスをとりながら進む。　▶ 8-7
- □ 一次免疫応答は，自然免疫に始まり適応免疫へと順序よく進む。　▶ 8-8
- □ 免疫記憶は，長寿命の記憶リンパ球（記憶B細胞と記憶T細胞）が担う。　▶ 8-9

レクチャープラス ——ここまでをもう少しくわしく——

テーマ

〈8-1〉 ヘルパーCD4T細胞の分類と働き

　第8章では**ヘルパーCD4T細胞**には役割が異なるサブセットがあり，病原体に応じた適応免疫を進めるのに重要な役割をはたしていることを紹介しました。ここでは，さまざまなヘルパーT細胞サブセットがどのようにして見つかってきたのか，その経緯を簡単に振り返ってみましょう。

　ヘルパーT細胞サブセットが見つかるよりもずっと以前から，免疫応答は侵入してきた病原体に応じてずいぶん異なった応答を示すことがわかっていました。例えば，結核菌の排除には活性化されたマクロファージが重要です。一方，寄生虫の排除にはIgEや活性化された好酸球，好塩基球などが大切です。しばらく研究が進むと，このような異なる免疫反応はすべて「ヘルパーCD4T細胞」に依存していることが明らかになりました。しかし，たった1種類のCD4T細胞が何種類もの異なる免疫反応を誘導しているとは考えにくかったのです。そして研究がさらに進むにつれ，ヘルパーCD4T細胞にはいくつかの働きが異なるサブセットがあり，それらが異なるサイトカインを分泌して特徴的な免疫反応を促進することが明らかになってきたのです。

　こうして初めて見つかった2種類のヘルパーT細胞は，Ⅰ型ヘルパーT細胞（**Th1細胞**）とⅡ型ヘルパーT細胞（**Th2細胞**）と命名されました。さらに研究が

進んでいくと，別のヘルパーT細胞サブセットが見つかり，**Th17細胞**と命名されました。これはこのヘルパーT細胞がIL-17と呼ばれるサイトカインを産生し，Th1細胞やTh2細胞とは異なる免疫反応を促進するためです。そして最近になって，**Tfh細胞**が特定されました。Tfh細胞は二次リンパ組織のB細胞領域（濾胞：follicle）で，B細胞の抗体産生を促進する細胞です。B細胞の抗体産生にヘルパーT細胞の働きが重要であることはずっと以前からわかっていました。しかし，見つかっていたヘルパーT細胞サブセットは，ナイーブCD4T細胞から分化するといずれも二次リンパ組織を離れて，末梢組織に移住して働く性質をもっていたため，濾胞でのB細胞の抗体産生をサポートするには不適切でした。このような経緯から，濾胞に入ってB細胞の抗体産生を助けるヘルパーT細胞として，Tfh細胞が特定されたのです。こうして，現在では異なる役割を担う4種類のヘルパーT細胞サブセットが同定されるに至っています。

〈8-2〉 ヘルパーCD4T細胞とサイトカインの働き

ナイーブCD4T細胞が抗原提示を受けるとき，どんな**サイトカイン**をいっしょに受け取るかによって，どんなヘルパーT細胞に分化するかが決まります。また，ヘルパーCD4T細胞の働きは，ヘルパーCD4T細胞が産生するサイトカインによって決まります。ここでは，ヘルパーT細胞の分化を誘導するサイトカインと，ヘルパーT細胞の働きを決めるサイトカインについて，整理しておきましょう。ちょっと複雑ですが， **図1** を見ながらついてきてください。

Th1細胞

まず，**Th1細胞**についてです。Th1細胞に対しては，**IL-12**と**IFN-γ**が誘導因子として働きます。そしてTh1細胞が産生する最も重要なサイトカインは**IFN-γ**で，マクロファージ，キラーT細胞やNK細胞などを活性化します。IL-2も，キラーT細胞やNK細胞を活性化します。Th1細胞によって活性化されるマクロファージは，M1マクロファージと呼ばれます。

Th2細胞

Th2細胞については，**IL-4**が誘導因子として働きます。そして，**IL-4**，**IL-5**，**IL-10**，**IL-13**が産生され，これらのサイトカインはマスト細胞，マクロファー

ジ，好酸球，好塩基球などに働きます。IL-10にはTh1細胞による細胞性免疫を抑制する働きがあります。また，Th2細胞によって活性化されるマクロファージは，M2マクロファージと呼ばれます。

Tfh 細胞

Tfh細胞については，**IL-6**と**IL-21**が誘導因子です。そして，**IL-21, IL-4, IFN-γ**

図1 ヘルパーCD4T 細胞が産生するサイトカイン

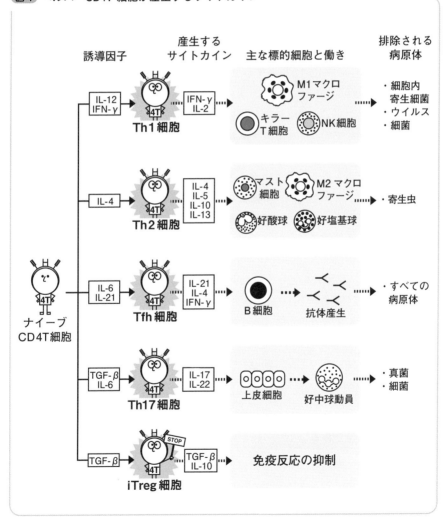

がつくられてB細胞に働きます。IL-21は，B細胞の増殖や抗体産生を促進します。IL-4とIFN-γは，それぞれIgE，IgGへの**クラススイッチ**に重要です。なお，IgAへのクラススイッチには，粘膜組織で産生されるTGF-βが重要です。

Th17細胞

Th17細胞については，**TGF-β**と**IL-6**が誘導因子です。産生される**IL-17**と**IL-22**は上皮細胞に働いて，好中球が働く炎症反応を促進します。

iTreg細胞

iTreg細胞もナイーブCD4T細胞から誘導されます。iTreg細胞の誘導因子は**TGF-β**で，**TGF-β**や**IL-10**を産生して免疫反応を抑制します。

ここで注目したいことが2つあります。まず第1は，それぞれのヘルパーT細胞サブセットが産生するサイトカインが，自分自身の誘導因子にもなっている点です。これは，ヘルパーT細胞自身が，同じヘルパーT細胞への分化を促進するサイトカインをつくっているということを意味しています。さらに，それぞれのサイトカインは，別のヘルパーT細胞サブセットへの分化を抑制する働きももっています。このようなサイトカインの働きで，ヘルパーT細胞の分化が全体として安定に進むように調節されています。

第2に，Th17細胞とiTreg細胞の誘導に注目すると，IL-6の有無だけでTh17細胞になるかiTreg細胞になるかが決まっているという点です。つまり，IL-6の有無が，免疫反応が進むのか止まるのかに大きく影響しているのです。このように，さまざまな細胞はサイトカインを介してお互いの働きを調節するネットワークをつくっているようです。このような仕組みをサイトカインネットワークと呼ぶことがあります。ヘルパーT細胞の分化経路やその働きについては，現在も活発に研究が進められています。

〈8-3〉マクロファージの活性化（2）

先にヘルパーT細胞サブセットが異なるサイトカインを産生して，それぞれが特徴的な免疫反応を促進することを説明しました。ここでは，マクロファージが異なる環境で活性化されるとM1マクロファージやM2マクロファージとして異

なる機能を発揮することを紹介します（図2）。

　第4章（P.84）と第8章（P.170）で説明したように，結核菌のようなマクロファージに感染しても生き延びる細胞内寄生細菌の排除には，ヘルパーT細胞によるマクロファージの活性化が必要であることが古くから知られていました。このようなマクロファージの活性化には，リポ多糖（LPS）のような菌体成分やヘルパーT細胞，特にTh1細胞から産生されるIFN-γが重要で，活性化されたマクロファージは**M1マクロファージ**と呼ばれ，殺菌や炎症反応を促進する働きをもっています（古典的活性化マクロファージとも呼ばれます）。

　その後，マクロファージであってもM1マクロファージとは異なり，組織の修復や炎症反応の終息を促進する働きをもったマクロファージが見つかりました。このようなマクロファージの活性化にはTh2細胞から産生されるIL-4やIL-13が

図2 M1マクロファージとM2マクロファージ

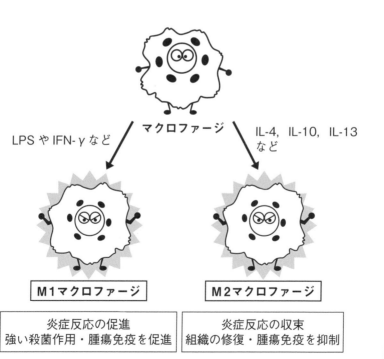

マクロファージ

LPS や IFN-γ など

IL-4，IL-10，IL-13 など

M1マクロファージ

M2マクロファージ

炎症反応の促進
強い殺菌作用・腫瘍免疫を促進

炎症反応の収束
組織の修復・腫瘍免疫を抑制

重要で，M1マクロファージと区別するために，**M2マクロファージ**と呼ばれることになりました（代替活性化マクロファージとも呼ばれます）。

　このようにマクロファージは異なるサイトカイン刺激に反応して，状況に応じて適切な機能を発揮することが明らかにされています。一方，最近の研究から，マクロファージの活性化状態のバランスの異常が免疫疾患や生活習慣病に広く関与することが示唆されています。

〈8-4〉 自然免疫から適応免疫へ。そして，適応免疫と自然免疫の連携

　本書では，**適応免疫反応**が始まるためには，**自然免疫反応**が先行して始まることが必要であることを説明してきました。適応免疫反応は強力な抗原特異的な防御反応を担っています。しかし，適応免疫反応がそのちからを最大に発揮するためには，ふたたび自然免疫反応のちからを活用していることにも注目しましょう。

　例えば，Th1細胞はマクロファージを活性化して食作用を増強します。Th17細胞も好中球が働く炎症反応を促進します。B細胞がつくる抗体は，オプソニンとして働いて食細胞の働きを強力にパワーアップさせたり，補体を活性化して病原体を破壊します。

　このように，免疫系の働きは，最初に自然免疫が働いて，次に適応免疫が働くという図式だけでなく，最後の締めくくりとして，適応免疫と自然免疫が相互に助け合って病原体を排除していることにも注意しておきましょう。

〈8-5〉 粘膜組織の免疫系

　解剖学的に異なる部位はそれぞれ異なった病原体にさらされており，各部位に適した防御系が必要です。**上皮組織**は体の外面や管腔や体腔の内面を覆う組織の総称で，**皮膚**は体の外側を覆う上皮組織であり，皮膚とつながる外気道，消化管，泌尿生殖器の粘膜は「内なる外」を覆う上皮組織です。本書では主に病原体が皮膚を通過して組織や血液に侵入し，リンパ節や脾臓で起きる免疫反応について紹介してきましたが，**粘膜**組織にも特徴的な防御機構が発達しています。粘膜付属のリンパ組織は**MALT**（mucosa-associated lymphoid tissue）と総称され，主にIgAの産生を通じて粘膜組織を防御しています。気道および消化管（**図3**）に付属するリンパ組織はそれぞれ**BALT**（bronchus-associated lymphoid tissue）と

GALT（gut-associated lymphoid tissue）と呼ばれます。ここでは，消化管の免疫系について説明します。

　小腸に付属するGALTは，**パイエル板**や**腸間膜リンパ節**を中心に構成されています（**図4**）。パイエル板ではB細胞は濾胞に，T細胞は濾胞間領域に分布しています。消化管に入った異物は，濾胞関連上皮に散在する**M細胞**を介してパイエル板に取り込まれ，ドームに分布するマクロファージや樹状細胞に処理されてリンパ球に渡されます。また，**粘膜固有層**とパイエル板に始まるリンパ管は腸間膜リンパ節に連なって

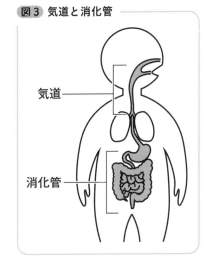

図3 気道と消化管

気道

消化管

います。消化管で誘導される免疫応答は特徴的で，抗原刺激を受けたB細胞は主としてIgAを産生する形質細胞になります。一方，食物として取り込まれた抗原に対しては免疫寛容が誘導されます。消化管に特徴的な免疫応答の誘導には，

図4 消化管付属リンパ組織

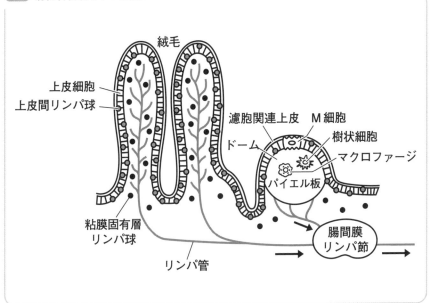

絨毛

上皮細胞

上皮間リンパ球

濾胞関連上皮　M細胞

樹状細胞

ドーム

マクロファージ

パイエル板

粘膜固有層リンパ球

腸間膜リンパ節

リンパ管

GALT に固有の抗原提示細胞とサイトカイン環境や消化管内の常在細菌叢が重要な役割を担っています。

〈8-6〉 自然免疫で働くリンパ球 (2)

リンパ球といえば適応免疫反応の主役として働く B 細胞や T 細胞が代表で，これらのリンパ球は遺伝子再編成を経て形成される抗原レセプターをもつのが特徴です。一方，自然免疫で働くリンパ球である NK 細胞は B 細胞や T 細胞と異なり，抗原レセプターをもっていません。最近の研究から，ウイルス感染細胞や腫瘍細胞を破壊する役割をもつ NK 細胞のほかにも自然免疫で働いて抗原レセプターをもたないリンパ球（**自然リンパ球**）が存在することが明らかになってきました。そして，NK 細胞を含むこれらの自然リンパ球は，適応免疫反応で働く T 細胞サブセットに対応したエフェクター分子の産生パターンを示して，特定の病原体の排除に関わっているようなのです。

これらの自然リンパ球はエフェクター T 細胞の分類に合わせて，NK 細胞，I 型自然リンパ球（ILC1），ILC2，ILC3 として整理されています（**表1**）。

表1 自然リンパ球

分類	産生する 主なエフェクター分子	対応する エフェクター T 細胞	標的となる 病原体
NK 細胞	IFN-γ パーフォリン・グランザイム	キラー T 細胞	ウイルス 細胞内寄生細菌
ILC1	IFN-γ	Th1 細胞	ウイルス 細胞内寄生細菌
ILC2	IL-5，IL-13	Th2 細胞	寄生虫
ILC3	IL-17，IL-22	Th17 細胞	細菌・真菌

〈8-7〉 感染症と闘うためのワクチン

感染症は全世界的には依然として最大のヒト死因で，2012年の WHO の調査では死因の42%が感染症によるものでした。また，新たな感染症（新興感染症）の出現も深刻な問題となっています。

感染症を克服するためには，有効で安全な**ワクチン**の開発が不可欠です。な

お，予防接種をワクチンと呼ぶのは，ジェンナーが牛の天然痘に相当する牛痘を起こすワクシニア（vaccinia）をヒトに接種すると天然痘に対する防御免疫が導かれることを発見したことにちなんでいます。

これまでのワクチン

これまで伝統的に用いられてきたワクチンは，大きく分けて弱毒化された生きたウイルスや細菌などの病原体そのものを用いる「生ワクチン」，不活性化して感染力を失わせた病原体を用いる「不活性化ワクチン」，病原体となる細菌がつくる毒素だけを取り出し，毒性をなくしてつくられた「トキソイド」，および病原体の構成成分だけを用いる「サブユニットワクチン」に分類できます。また，精製した抗原をワクチンとして用いる場合は，抗原の免疫原性を高めるための**アジュバント**を添加します。

ワクチンには有効性だけでなくきわめて高い安全性や経済的に安価であることなどが求められるため，免疫反応に関するより深い理解が，より良いワクチンの開発に不可欠です。これまでの通常のワクチンの開発には10年から15年ほどを要するのが一般的です。しかし，以下に述べる新型コロナウイルスに対して開発されたmRNAワクチンやウイルスベクターワクチンは，約1年程度で実用化されました。

mRNAワクチンについて

mRNAはDNAの遺伝情報を転写して写し取り，細胞内でこれをタンパク質に翻訳する際の伝令役を担うRNAの一種です。新型コロナウイルスに対するワクチンとして，**新型コロナウイルスのスパイクタンパク質**（Sタンパク質）をコードするmRNAを脂質ナノ粒子に封入した**mRNAワクチン**が用いられました。ここには多くの基礎研究の成果が集約されています。

まず，ワクチンに使用されるmRNAには生体内での安定性を向上させ，不要な炎症反応を起こさないようにデザインされた人工のヌクレオチドが用いられました。そして，このmRNAは複雑なスパイクタンパク質の3次元構造を安定に保つように設計されていました。さらに，それ自身では細胞膜を通過できないmRNAを保護し効率よく細胞内に送達するために，特殊な**脂質ナノ粒子**が用いられました（**図5**）。また，臨床試験による安全性と有効性の検証が速やかに進行したこともmRNAワクチン開発を加速させる要因となりました。

図5 新型コロナウイルスに対するmRNAワクチンの構造と働き

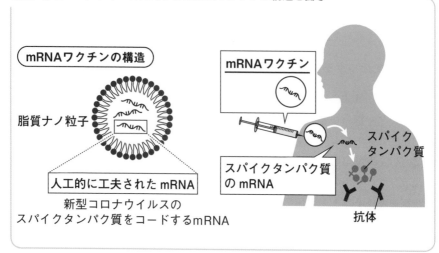

このような工夫を施されたmRNAワクチンを接種すると，接種部位近くの細胞に取り込まれ，その細胞内でスパイクタンパク質がつくられます。そして，このスパイクタンパク質を免疫系が異物として認識して抗体産生やキラーT細胞が誘導されることになります。新型コロナウイルスに対するmRNAワクチンの成功を契機として，さまざまな感染症やがんなどの難治性疾患の治療を目的としたmRNA医薬品の開発が進行しています。

なお，新型コロナウイルスに対しては，スパイクタンパク質遺伝子をヒトに感染しても病気を起こさないように改変した別のウイルス（例えばサルのアデノウイルス）を運び屋とした**ウイルスベクターワクチン**も開発されました。

3

てんや
わんやの
免疫部隊

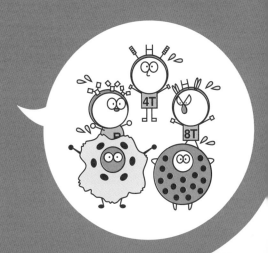

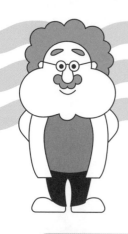

第3部では，免疫と病気の関係について説明します。

第9章では，アレルギーと自己免疫疾患や免疫不全症について説明します。

　免疫部隊が過剰に働いてしまうと，アレルギーや自己免疫疾患と呼ばれる病気が起こります。アレルギーは，外来の異物に対する過剰な反応が原因です。自己免疫疾患は，本来攻撃するべきではない「わたし」に対する免疫反応が原因です。これに対して，免疫部隊が働けなくなると免疫不全症と呼ばれる病気になります。ここでは，不都合な免疫反応と病気の関係を学びます。

第10章では，免疫応答の人為的な制御によるがんと免疫の戦いや臓器移植との関係について説明します。

　「がん」は，「わたしの体」から生まれた反乱者です。もとは「わたし」だったのに，ぐれてしまった「ならず者」です。免疫部隊はこのような反乱者にも立ち向かいます。ここでは，どのようにすると免疫部隊が「がん」をうまく排除できるようになるかを考えます。

　また，先端医療として注目される臓器移植や再生医療も免疫反応と深く関わっています。移植臓器は免疫部隊にとっては，異物です。移植医療では免疫反応をどのように抑制するかが，ポイントになります。

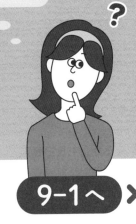

第 **9** 章

免疫部隊は
大さわぎ：

免疫が原因となる病気
（アレルギー，自己免疫疾患，
免疫不全症）

自然免疫部隊と適応免疫部隊のおかげで，
「わたしの体」は健康です。でも，そん
な免疫部隊がよけいに働いてしまって，
困ったことが起きることがあるって聞き
ました。困ったことって，どんなことで
すか？　どうして，起きるんですか？

9-1へ ❯❯❯

免疫部隊が大さわぎ

アレルギーとは？
自己免疫疾患とは？

そうなんだ。困ったことに何かの原因で免疫部隊が働きすぎると「アレルギー」や「自己免疫疾患」という病気が起きてしまうんだ。免疫が「諸刃の剣」といわれる理由だね。ここでは，アレルギーと自己免疫疾患がどんな病気なのかについて説明しよう（**図1**）。

免疫部隊が，大さわぎ：不都合で過剰な免疫反応

　免疫部隊はいつもルールをまもっていて，「わたしの体」に入り込んだ病原体は退治するけれど，無害な異物や食べ物には反応しない。そして，「わたしの体」の成分を攻撃することはない。でも，何かの具合でこのルールが破られて，無害な異物や食べ物に反応したり，「わたしの体」の成分を攻撃することがある。そんな不都合で過剰な免疫反応が起こす病気が，**アレルギー**と**自己免疫疾患**なんだ。

花粉や食物に大さわぎ：アレルギー

　免疫反応が原因となる病気のうち，免疫部隊が無害な異物に対して過剰な防衛反応を起こしてしまうのが，アレルギーなんだ。春先の花粉が飛び散る季節に，鼻がむずむずして，目がかゆい。くしゃみや涙も止まらなくなる**花粉症**。卵を食べると体中にぶつぶつができる**食物アレルギー**。こんな症状は，たいてい過剰な免疫反応が原因さ。そして，花粉や卵のように，アレルギーの原因になる物質を**アレルゲン**と呼ぶんだ。なぜ無害な物質がアレルゲンになるかは，まだよくわかっていない。でも，身近にあるさまざまな物質がアレルゲンになり得るんだよ。皮膚のかゆみが治まらない**アトピー性皮膚炎**やせきが止まらなくなる**気管支喘息**もアレルギーが原因の病気なんだ。

おやおや，「わたし」に大さわぎ：自己免疫疾患

　これに対して，免疫部隊がまもるべき「わたしの体」を攻撃してしまうのが，自己免疫疾患なんだ。免疫部隊の仲間は，侵入者と「わたし」を見分けるちからをもっていて，「わたしの体」の成分を攻撃しないことが原則だ。そしてこのような性質を**自己寛容**といったね（P.72）。いつもは，いくつもの仕組みで自己寛容が保たれている。でも，何らかの理由で免疫部隊が「わたしの体」を攻撃してしまうのが，自己免疫疾患なんだ。

図1 不都合で過剰な免疫反応：アレルギーと自己免疫疾患

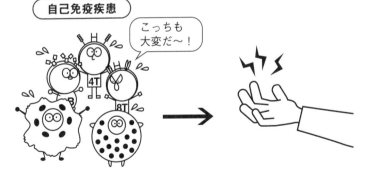

免疫部隊の働きすぎで起きる病気が，アレルギーと自己免疫疾患。そのうち，無害な異物に対する免疫反応が原因となっているのがアレルギーなんですね。無害なら，わざわざ反応しないで放っておいてくれればいいのにね。アレルギーってどうして起きるんですか？

9-2へ ≫≫≫

花粉にハックション，花粉症

I型アレルギー(1)

春になると花粉症に悩まされる人も多いね。花粉症は代表的なアレルギーで，I型アレルギーと呼ばれる反応なんだ。ここでは花粉症を取り上げて，アレルギーについて説明しよう。でもアレルギーについては，まだわからないことも多いんだよ。ハックション！

花粉に対して免疫反応：花粉に対するIgE抗体の産生

春先のスギやヒノキの花粉が飛ぶ季節に，鼻がムズムズして目がかゆくなり，くしゃみと鼻水が止まらなくなる**花粉症**。花粉症は，本来無害な花粉がアレルゲンとなって，適応免疫部隊がIgEクラスの抗体をつくってしまうことが原因なんだ（**図1**）。不思議なことに，同じ花粉を吸い込んでも花粉に対するIgE抗体をまったくつくらないでへっちゃらな人も多い。花粉症の人がなぜ無害な花粉に対してIgEをつくってしまうのかは，まだはっきりとはわからないんだ。

図1 花粉に対するIgE抗体の産生

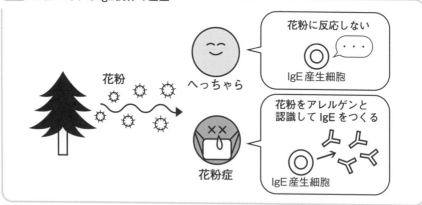

IgEはマスト細胞に結合してアレルゲンを待ち構える

もともとIgEクラスの抗体は，寄生虫に対する防御に重要な役割をもっている。そして，健常人ではIgE抗体は血液や体液の中にはほとんど存在しないで，大部分が**マスト細胞**に結合しているんだ。マスト細胞は，防御反応のために必要な**ヒスタミン**などの化学物質を蓄えた顆粒をたくさんもっている細胞だ。そし

て，この化学物質はくしゃみや炎症を引き起こすちからももっている。花粉に対するIgE抗体もいったんつくられてしまえば，マスト細胞に結合する。そしてIgEを結合したマスト細胞は，皮膚や粘膜のすぐ内側で抗原の侵入を監視しているんだ。でもこの場合，待ち構えている抗原は病原体じゃない。アレルゲンとしての花粉なんだ（**図2**）。

花粉にハックション：花粉症

　ここへ鼻や目や気管の粘膜を通じて，花粉が入り込んでくる。そして花粉はIgEに結合してマスト細胞の活性化を引き起こし，化学物質をたっぷり含んだ顆粒を放出させて（脱顆粒），アレルギー反応を引き起こす。こうして花粉症が起きるんだ。花粉症みたいに，アレルゲンに対するIgE抗体とマスト細胞が関わるアレルギー反応を**Ⅰ型アレルギー反応**というんだよ（**図2**）。

図2 IgE抗体とマスト細胞の役割

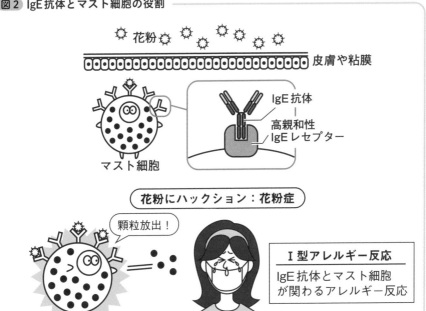

花粉

皮膚や粘膜

IgE抗体

高親和性
IgEレセプター

マスト細胞

花粉にハックション：花粉症

顆粒放出！

Ⅰ型アレルギー反応
IgE抗体とマスト細胞
が関わるアレルギー反応

花粉症って，花粉がアレルゲンになってつくられるIgE抗体とマスト細胞が重要なⅠ型アレルギー反応だってことがわかりました。マスト細胞が活性化されると，どうしてアレルギー反応が起きるの？　マスト細胞が関わらないアレルギー反応ってあるのですか？

9-3へ >>>

どかんと放出，メディエーター

I型アレルギー(2)

アレルゲンがマスト細胞上のIgEに結合すると，マスト細胞はヒスタミンやロイコトリエンなどを放出してI型アレルギー反応が起きる。I型アレルギーのほかに，II型，III型，IV型反応があるけれど，アレルギーのほとんどはI型アレルギー反応なんだ（I型アレルギー以外については，P.203）。

IgEに花粉が結合：マスト細胞の脱顆粒

花粉のような**アレルゲン**は，1つの分子がたくさんの**IgE**と結合できる性質をもっている。そのため，1分子のアレルゲンはたくさんのIgEを1カ所にぎゅっと集めることができる（**架橋**という）。このようにアレルゲンがIgEに結合すると，マスト細胞は侵入者が来たときと同じように，すかさず**ヒスタミン**などを含む顆粒を放出するんだ（このような現象を**脱顆粒**と呼ぶんだよ。**図1**）。

図1 マスト細胞の脱顆粒

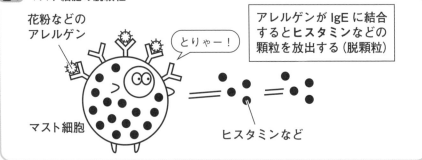

花粉などの
アレルゲン

とりゃー！

アレルゲンが IgE に結合するとヒスタミンなどの顆粒を放出する（脱顆粒）

マスト細胞

ヒスタミンなど

素早く起こるアレルギー：即時型アレルギー

マスト細胞が脱顆粒して放出されたヒスタミンは，近くの血管に働きかける。そして，血管から血漿成分を組織にしみ出させて，炎症反応を起こすんだ。このほかに，粘液の産生を促進したりかゆみを引き起こす働きもある。この現象は，**花粉症**の症状とよく一致する。このような反応はとても早く起きるので，**即時型アレルギー**反応と呼ばれるんだよ（**図2-①**）。もし食物や昆虫の毒あるいは薬物などに対するアレルギー反応で，全身のマスト細胞が急速に，そして強く活性

化されると，**アナフィラキシー**ショックを起こして命を落とすこともある。これは，要注意だ。

治らず続くアレルギー：慢性アレルギー

　活性化されたマスト細胞は脱顆粒するだけではなく，**ロイコトリエン**や**サイトカイン**などの**炎症メディエーター**もつくって分泌する。そして炎症部位には，他の免疫細胞もどんどん集まってくる。このようなアレルギー反応が持続してしまうと，**慢性アレルギー**となる。気管支喘息ではマスト細胞の活性化によって気管支収縮が起きる。目の結膜や鼻粘膜の反応は，**アレルギー性結膜炎**や**アレルギー性鼻炎**となる。皮膚の持続的なアレルギー反応は，**アトピー性皮膚炎**の原因になるんだよ（**図2-②**）。

図2 即時型アレルギーと慢性アレルギー

（①素早く起こるアレルギー：即時型アレルギー）

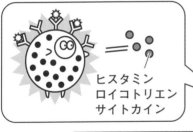
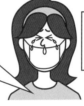

ヒスタミン
ロイコトリエン
サイトカイン

・腫れ，かゆみ
・粘液（涙，鼻水）
　の産生促進

（②治らず続くアレルギー：慢性アレルギー）

ゼェ
ゼェ

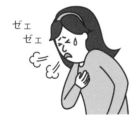
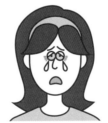
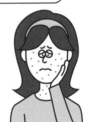

気管支喘息　　　アレルギー性結膜炎　　　アトピー性皮膚炎

なーるほど，アレルギー反応のことがわかりました。えっと，もう1つの免疫部隊が働きすぎが原因の病気は自己免疫疾患で，免疫部隊がわたしの体の成分に反応してしまうんですよね。免疫部隊って，わたしには優しいはずなのに，どうしてわたしのことを攻撃したりするんですか？

9-4へ ≫≫≫

自分を攻めて，どうするの？(1)

自己寛容の破綻

適応免疫部隊は，病原体を退治するけれど「わたし」を攻撃しない。「わたし」を攻撃しない特徴を「自己寛容」というのだったね。自己免疫疾患では，まだよくわからない理由でこの自己寛容が破綻している。ここでは，どんな理由があるのか，考えてみよう。

自己寛容が働かない（1）：中枢性寛容と末梢性寛容の破綻

　まず，**自己寛容**について思い出そう。自己寛容は，**中枢性寛容**と**末梢性寛容**の2段階で実現されていたね（P.108）。中枢性寛容は，B細胞やT細胞が生まれるときに，「わたし」に反応する細胞を取り除く**負の選択**で成り立っている。そして，このテストをすり抜けてしまった細胞がいても，それを末梢組織で働けなくするのが末梢性寛容で，**制御性T細胞**が関与していた。だから，自己寛容の破綻には，中枢性寛容を起こす負の選択や，末梢性寛容に重要な制御性T細胞の異常が関わっていることが考えられる（**図1-①**）。だけど，自己寛容が破綻する理由は本当にそれだけだろうか？

自己寛容が働かない（2）：感染がきっかけとなる自己反応性

　次に，適応免疫部隊が働き始めるときのことを考えてみよう。適応免疫部隊が働き始めるためには，自然免疫部隊が病原体と先に戦い始めていることが必要だった。自然免疫部隊と病原体の戦いは炎症反応を引き起こす。そしてこの炎症反応は自分の組織を壊して自己抗原を露出させ，**自己反応性リンパ球**を活性化してしまうことがある。このように，病原体の感染がきっかけになって普段はおとなしい自己反応性リンパ球が働き始めてしまうことがあるんだ（**図1-②**）。

自己寛容が働かない（3）：免疫反応がもつ交差反応性

　それから，病原体の抗原が「わたしの体」の成分と区別がつかないほどよく似ている場合がある。そんなときは，病原体に対する攻撃が，「わたしの体」を傷つけてしまう（**図1-③**）。例えば，化膿レンサ球菌のMタンパク質は心筋細胞のミオシンとよく似ている。このため，化膿レンサ球菌の感染のあとに，心筋炎が起こることがある。このような反応を**交差反応**と呼んでいるんだ。このように，いろいろな理由で自己寛容が破綻すると自己免疫疾患につながるんだ。

図1 自己寛容の破綻

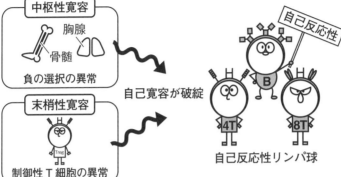

自己寛容が働かない①：中枢性寛容と末梢性寛容の破綻

中枢性寛容

胸腺

骨髄

負の選択の異常

末梢性寛容

Treg

制御性T細胞の異常

自己寛容が破綻

自己反応性

B

4T　8T

自己反応性リンパ球

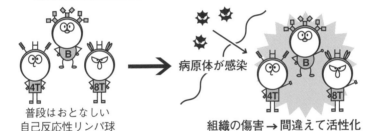

自己寛容が働かない②：感染がきっかけとなる自己反応性

B

4T　8T

普段はおとなしい
自己反応性リンパ球

病原体が感染

B

4T　8T

組織の傷害 → 間違えて活性化

自己寛容が働かない③：免疫反応がもつ交差反応性

くらえ！

B

抗体

B細胞

病原体

病原体の抗原と
自己の成分が似ている

え，わたしにも!?

自己成分

わたしを攻撃してしまう自己免疫疾患って，何かの理由で自己寛容が働かなくなることが原因なんですね。では，自己免疫疾患って具体的に，どんな病気があるんですか？　どんな特徴があるんですか？

9-5へ

自分を攻めて，どうするの？(2)

自己免疫疾患

自己免疫疾患にはとてもたくさんの種類があって，体のほとんどの部分に病気が起きる。自己免疫疾患は，一部の臓器にだけ病気が起きる場合と全身性に起きる場合がある。ここでは，代表的な自己免疫疾患とその特徴について説明しよう（図1）。

臓器特異的自己免疫疾患

臓器特異的な自己免疫疾患は，病気に関わる自己抗原が特定の臓器にだけ発現している場合に起きる。例えば，甲状腺の病気としては**グレーブス病**（バセドウ病）や**橋本病**がある。グレーブス病では，甲状腺刺激ホルモンレセプターに対する抗体が，橋本病では甲状腺ペルオキシダーゼに対する抗体が，つくられてしまうんだ。膵臓の病気としては，Ⅰ型糖尿病がある。この病気ではインスリンをつくる細胞がT細胞によって壊されてしまうんだ。

全身性自己免疫疾患

全身性自己免疫疾患は，全身に広く分布する自己抗原が原因になっている。例えば，**全身性エリテマトーデス**（SLE）では，細胞核の成分に対する抗体がつくられている。**関節リウマチ**は，過剰な免疫反応が原因で体のあちこちの関節を壊してしまう病気だ。関節で免疫部隊が働きすぎて炎症が起きると，本来は関節をまもる滑膜細胞が増えすぎて，かえって関節が壊されてしまうんだ。

自己免疫疾患の治療法

自己免疫疾患には，「わたしの体」をまもるための免疫部隊の反応が，すべて関わってくる。だから「わたし」を攻撃しないように，全身の免疫を抑えてしまう薬（**免疫抑制剤**）で治療することがある。でも免疫部隊の働きを極端に弱めてしまうと，今度は感染症にかかりやすくなる副作用が起きてしまう。だから，病気の仕組みを詳しく研究して，新しい治療法を開発する必要があるんだ。例えば，関節リウマチでは炎症反応を促すサイトカインの働きが強すぎることがわかったんだ。そこで，TNF-αやIL-6に対するモノクローナル抗体を用いた**抗サイトカイン療法**が開発されて，これまでにないほどの効果が示されている（P.224）。これからの研究にも大いに期待だね。

図1 臓器特異的自己免疫疾患と全身性自己免疫疾患

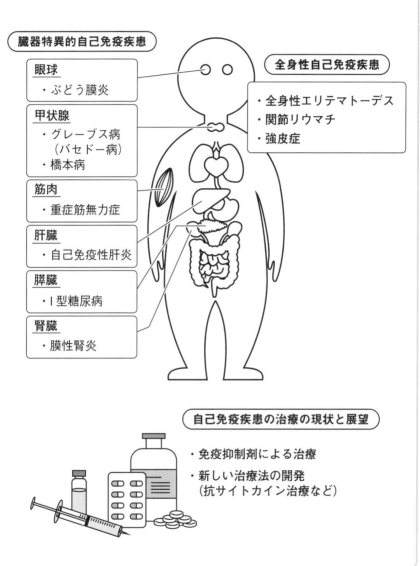

臓器特異的自己免疫疾患

眼球
・ぶどう膜炎

甲状腺
・グレーブス病
　（バセドー病）
・橋本病

筋肉
・重症筋無力症

肝臓
・自己免疫性肝炎

膵臓
・I型糖尿病

腎臓
・膜性腎炎

全身性自己免疫疾患

・全身性エリテマトーデス
・関節リウマチ
・強皮症

自己免疫疾患の治療の現状と展望

・免疫抑制剤による治療
・新しい治療法の開発
　（抗サイトカイン治療など）

免疫部隊の働きすぎが、アレルギーや自己免疫疾患の原因になることがわかりました。じゃあ、反対に免疫部隊が働けなくなってしまうことが原因の病気もありそうですね。免疫部隊が働けなくなってしまったら、いろんな病原体に侵入されそうな気がする…。

9-6へ ≫≫≫

免疫部隊が働きません

免疫不全症

免疫部隊の働きが十分でないと，病原体がずかずかと侵入してきて感染症を繰り返す。免疫部隊が働けないことが原因の**免疫不全症**には，もともと免疫部隊の仲間が生まれてこない場合と，生まれてきたのにさまざまな理由で死滅したり，働けなくなる場合があるんだ。

免疫が働きません：免疫不全症

免疫部隊のおかげで，いつも「わたしの体」は健康に保たれている。だから，もし同じ病原体に繰り返し感染してしまう場合は，何かの原因で免疫部隊がしっかり働けなくなっている疑いがある。どんな感染症が起きているかを調べると，免疫部隊のどの仲間にトラブルが起きているかを推定できる。免疫部隊が働けず，感染症を繰り返す病気は，**免疫不全症**と呼ばれるんだ（**図1**）。

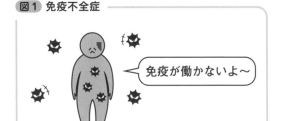

図1 免疫不全症

免疫が働かないよ〜

免疫部隊が生まれません：原発性免疫不全症

免疫部隊の仲間がきちんと生まれないことや，十分働けないことが原因で起きる免疫不全症を，**原発性免疫不全症**という（**図2**）。そして，その原因は「わたしの体」の設計図である遺伝子にある。免疫部隊の仲間は，みな重要な任務をもっている。だから，どの仲間が不在でも，働けなくても，問題だ。適応免疫部

図2 原発性免疫不全症

免疫部隊が生まれない，うまく成熟できない

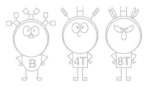

B　4T　8T

隊のT細胞やB細胞が生まれなかったり，自然免疫部隊の好中球が生まれてこない病気がある。そのほかに，補体ができないことが理由の場合もある。重症の免疫不全症の場合は，普通の環境では生きていけない。深刻な問題だね。

さまざまな原因があります：続発性免疫不全症

これに対して，生まれてきた免疫部隊の働きが，さまざまな原因（ウイルス感染，抗がん剤などの薬物や栄養障害など）で損なわれて起きる免疫不全症を，**続発性免疫不全症**というんだ（ **図3** ）。なかでも，**ヒト免疫不全ウイルス**（HIV）が原因の**後天性免疫不全症候群**は，エイズという病名でよく知られている。このHIVは，なんとヘルパーCD4T細胞に感染して，長い時間をかけて殺してしまう。免疫部隊は司令塔を失うと，効果的な防御反応を起こすことができなくなって，健康な人はへっちゃらな病原体に感染して命を落とすことがある。エイズの治療法は世界中で開発が進められているんだよ。

図3 続発性免疫不全症

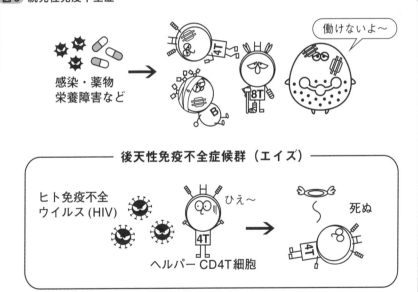

やっぱり免疫部隊が働けないと困ったことになりますね。そういえば，エイズという病気は聞いたことがありました。生まれつき免疫部隊が働けない病気だけでなく，いろんな理由で免疫部隊が働けなくなることがあるなんて，驚きです。

まとめへ ≫≫≫

ここまでのまとめ

　免疫反応の過不足は病気の原因になります。無害な異物に対する過剰な反応は
アレルギーと呼ばれます。花粉症のように IgE が関わるアレルギーは I 型アレル
ギーに分類されます。自己成分に対する過剰な反応はさまざまな自己免疫疾患の
原因となります。自己免疫疾患ではまだよくわからない理由で自己寛容が働かな
くなっています。免疫が働かない場合は免疫不全症となり，これは原発性免疫不
全症と続発性免疫不全症に分類されます。

✓ 理解度チェック

☐ アレルギーは，無害な異物に対する過剰な免疫反応。　　　　　　　　▶▶ 9-1

☐ 花粉症は，代表的なアレルギー疾患（I 型アレルギー）。　　　　　　▶▶ 9-2

☐ I 型アレルギーはマスト細胞と IgE が関与する即時型アレルギー。　　▶▶ 9-3

☐ 自己免疫疾患は，自己成分に対する過剰な免疫反応。　　　　　　　　▶▶ 9-4

☐ 自己免疫疾患では，自己寛容が働かなくなっている。　　　　　　　　▶▶ 9-4

☐ 臓器特異的自己免疫疾患は，臓器特異的な自己抗原に対して起きる。　▶▶ 9-5

☐ 全身性自己免疫疾患は，全身に分布する自己抗原に対して起きる。　　▶▶ 9-5

☐ 免疫不全症は，免疫系が十分に働かないために感染症を繰り返す。　　▶▶ 9-6

☐ 原発性免疫不全症は，先天性要因による免疫不全症。　　　　　　　　▶▶ 9-6

☐ 続発性免疫不全症は，後天性要因による免疫不全症。　　　　　　　　▶▶ 9-6

レクチャープラス ——ここまでをもう少しくわしく——

〈9-1〉アレルギー反応とその分類

　アレルギーとは，通常は無害な外来抗原に対する免疫反応が，局所的あるいは全身的な組織傷害をもたらす生体にとって有害な**過敏性反応**の総称です。アレルギーを引き起こす物質（抗原）を**アレルゲン**と呼びます。

　アレルギー反応は，反応機構によりⅠ～Ⅳ型反応に分類されています。ここではすでに説明した**Ⅰ型アレルギー**も含め，異なるタイプのアレルギー反応についてまとめておきましょう（**図1**）。

　アレルギー反応のうち，Ⅰ型からⅢ型反応は抗体が介在する組織傷害を特徴とし，関与する抗体のクラスや抗体が認識する抗原の違いにより分類されます。これに対してⅣ型反応はT細胞やマクロファージなどの細胞が関与する反応です。Ⅰ型からⅢ型反応は比較的短時間で起きるので即時型アレルギーと呼ばれます。これに対してⅣ型反応は時間がかかるので遅延型アレルギーと呼ばれています。

Ⅰ型アレルギー

　Ⅰ型アレルギーは，**マスト細胞の高親和性IgEレセプター**に捕捉された**IgE抗体**にアレルゲンが結合し，活性化したマスト細胞から**ヒスタミン**などの**化学メディエーター**が放出されることで始まる反応です。

図1 アレルギー反応の分類

Ⅰ型アレルギー

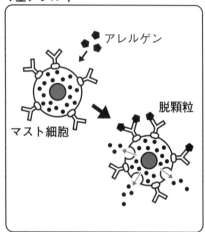

Ⅱ型アレルギー

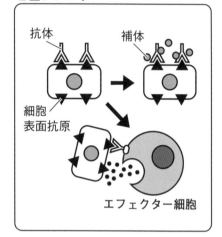

Ⅱ型アレルギー

Ⅱ型アレルギーは，細胞表面抗原や細胞外基質成分に対する抗体と補体やFc受容体を発現する細胞が関与する反応です。

Ⅲ型アレルギー

Ⅲ型アレルギーは，可溶性抗原に対するIgG抗体やIgM抗体が抗原と結合して形成される**免疫複合体**（抗原抗体複合体）が，腎臓，関節や皮膚などの組織に沈着することが原因となる反応です。

Ⅳ型アレルギー

Ⅳ型アレルギーは，抗原特異的なT細胞とマクロファージの活性化が関与する反応です。

III型アレルギー

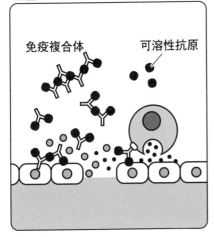

免疫複合体　可溶性抗原

IV型アレルギー

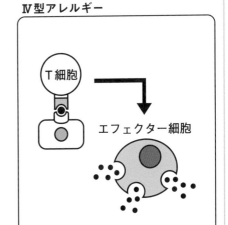

T細胞　エフェクター細胞

　蕁麻疹，花粉症，**食物アレルギー**や**アトピー性皮膚炎**など，アレルギーとされる病態の多くはI型反応を主体とするものです。一方，**ツベルクリン反応**，金属に対する過敏症や漆による**接触性皮膚炎**は，IV型反応です。薬物アレルギーにはI型からIV型までのさまざまな反応が含まれます。

　なお，自己抗原に対する免疫応答が組織を傷害する**自己免疫疾患**も，I型からIV型アレルギーのいずれかに類似の機構で起こります。例えば，**重症筋無力症**，**自己免疫性溶血性貧血**などにはII型反応が，**膜性腎症**，**全身性エリテマトーデス**などにはIII型反応がそれぞれ関係しています。

〈9-2〉アレルギーの成因：遺伝要因と環境要因

喘息やアトピー性皮膚炎などのアレルギー疾患では，**遺伝要因**と**環境要因**がほぼ同等に関与していると考えられています。喘息とアレルギー性皮膚炎の感受性遺伝子として，**高親和性IgEレセプター**のβサブユニットをコードする遺伝子やIL-4の発現量を調節する遺伝子領域などが見つかっています。

アレルギー疾患は先進諸国で著しく増加しており，アレルギー疾患の発症に環境要因が強く関与することが示唆されています。主な環境要因としては，幼少期の感染症，環境汚染物質への曝露，抗原への曝露，食事などが考えられますが，その関与の程度はさまざまです。

このような状況のもと，衛生環境に注目して，「アレルギーが増えたのは衛生環境が整った環境では，病原体への曝露の機会が減ったためである」とする**衛生仮説**が提唱されています。これは，幼少期の感染症は，免疫反応を全体としてTh1型応答へシフトさせ，Th2型応答を主体とするアレルギーを起こりにくくするという考えです。家畜と隣接した伝統的な生活環境がアレルギーの発生を抑制するという知見も得られています。

また，衛生仮説を発展させた「**古い友人仮説**」では，ヒトの免疫システムが長い進化の過程を経て形成されたことを踏まえ，古代から共生していた特定の微生物（「古い友人」）への曝露が，免疫系の適切な形成に重要であるとする考え方が提唱されています。

〈9-3〉アレルギーの治療

アレルギー疾患の治療には，急性症状の抑制を目的とする対症療法薬と慢性症状に対する長期的な治療を目的とする免疫抑制剤が用いられます。**抗ヒスタミン薬**はマスト細胞から放出されるヒスタミンの働きを阻害します。アドレナリンは気管支平滑筋の収縮を抑制し，心機能を亢進させるアナフィラキシーの治療薬です。**ステロイドホルモン**は，局所あるいは全身投与により，喘息や湿疹などの炎症を抑制する免疫抑制剤です（免疫抑制剤については，P.224）。また，食物アレルギーや花粉症を対象にアレルゲンに対するIgE産生の抑制を目的としてアレルゲンに対する免疫寛容を誘導する**脱感作療法**が試みられています。

〈9-4〉 自己免疫疾患の成因：遺伝要因と環境要因

　自己免疫疾患にも，**遺伝要因**と**環境要因**の複雑な組み合わせが関与します。単一遺伝子の異常が自己免疫疾患を起こす場合もありますが，多くのヒト自己免疫疾患には，さまざまなサイトカインや免疫細胞の活性化に関わる分子の遺伝子型が関与すると考えられています。

　そのなかで，最も関与が明快なのが，**MHC分子**の遺伝子型です（ヒトMHCはHLAとも呼ばれます）。これは特定の自己抗原が特定のMHC分子によってT細胞に提示されやすいためであろうと考えられています。自己免疫疾患の成立にはT細胞が重要で，MHC分子はT細胞へ抗原提示する働きをもつことを考えると理解しやすいですね。

　環境因子としては，感染症や薬物・毒物への曝露が関与すると考えられていますが，詳細はほとんどわかっていません。

〈9-5〉 自己炎症性疾患

　本章では，本来は無害の異物や自己成分に対する過剰な免疫反応がアレルギーや自己免疫疾患の原因となることを紹介してきました。これらのほかに，**自己炎症性疾患**と呼ばれる病態があります。

　自己炎症性疾患とは，自然免疫系の遺伝的異常が原因で発熱や眼，関節，皮膚などの全身の炎症を特徴とする疾患で，自己免疫疾患やアレルギー疾患とは異なる疾患です。自己炎症性疾患の病態は自然免疫系の活性化によるもので，好中球やマクロファージからのIL-1βやTNF-αなどの炎症性サイトカインの過剰分泌などが関与すると考えられています。

　代表的な自己炎症性疾患として家族性地中海熱や家族性アイルランド熱（TNFレセプター関連症候群）などが知られています。

〈9-6〉 腸内細菌の威力

　私たちの体には多くの**共生細菌**が住んでいて，感染症に対する生物学的なバリアとして働いていることを述べました（P.38）。特に，私たちの腸内には1,000種

類以上，総数では1,000億個を超える細菌が常在するといわれています。

　これらの腸内細菌は，私たちの健康の維持に重要な役割をもっています。例えば，血液凝固に必要なビタミンKは食物からの摂取ばかりでなく，腸内細菌の代謝産物として提供されています。また，腸内細菌の嫌気性発酵により食物繊維から産生される酪酸やプロピオン酸などの短鎖脂肪酸は，腸上皮細胞のエネルギー源となっています。

　さらに腸内細菌は病原性細菌の侵入を防ぐ役割ももっています。これは，腸内の膨大な数の共生細菌が病原性細菌に生育するためのスペースや栄養素を十分に与えないためです。抗生物質の投与により腸内細菌の数や種類のバランスが崩れると，クロストリジオイデス・ディフィシルのような病原性細菌の増殖による感染症が起きることも知られています。このような背景から，抗生物質（antibiotics）に対比する言葉として細菌との共生（probiosis）を語源とする「プロバイオティクス」という言葉を目にするようにもなりました。

　そして，最近の研究から，私たちの健康の維持に**腸内細菌**が予想をはるかに超えた重要な役割をもっていることが明らかにされつつあります。例えば，免疫細胞との関連では，特定の腸内細菌が好中球を介した免疫反応を促進するTh17細胞や免疫反応を抑制する制御性T細胞の誘導に，特に重要な役割をもつことが示されています。また，腸内細菌の種類や数のバランスの異常はさまざまな病気と深く関わっており，腸内細菌のバランスと炎症性腸疾患（IBD），がん，アレルギーなどとの関連が指摘されています。また，腸内細菌バランスの異常は肥満，糖尿病をはじめとする代謝異常にも関連しています。また腸内細菌は，神経伝達物質であるセロトニンの産生にも重要な役割を担うことも報告されています。

　このような観点から，腸内細菌バランスを是正する研究も進んでいます。例えば，便を使って健常人の腸内細菌を患者に移植（**便移植法**）すると，難治性の腸炎が改善することが報告されています。また，ロイテリ乳酸菌などの特定の細菌を活用する研究も活発に進められています。今後，ますます広い分野で腸内細菌の役割が明らかにされることが期待されます。

第 **10** 章

「わたしの体」ウォーズ：

免疫応答の人為的な制御（がん免疫・移植免疫）

「わたしの体」って，外から攻めてくる病原体だけでなくって，中にできちゃった「がん」でも脅かされてしまう。免疫部隊って，「わたしの体」をまもってくれる防衛隊でしたよね。免疫部隊は，「わたしの体」の中にできちゃった「がん」とも戦うことってできるんですか？

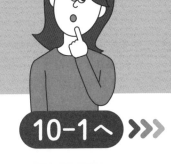

10-1へ ≫≫

「「わたしの体」のならず者」

がん細胞

がん細胞は、わがまま放題に増え続けるならず者だ。心強いことに、免疫部隊はそんなルール無用の悪党とも戦っている。でも、もともと「わたし」だったがん細胞は、あの手この手で免疫部隊をあざむいてくる。ここでは、がんと免疫の関係を説明しよう。

「わたし」の中のならず者：がん細胞

「わたしの体」では、数え切れない細胞がルールをまもって暮らしている。そして、1つひとつの細胞はお互いに連絡をとり、「じっとしている」「移動する」「増える」「死ぬ」といった振る舞いを決めているんだ。おかげで、「わたしの体」は、見事に調和がとれた健やかな世界になっている。しかし、だ。このルールなどおかまいなく、わがまま放題に増えて、動き回るならず者がいる。それが、**がん細胞**なんだ（**図1**）。がん（**悪性腫瘍**）は、もとは「わたしの体」の健やかな構成員だったのに、遺伝子の異常が重なって、ぐれてしまった哀れな細胞さ。

図1 がん細胞

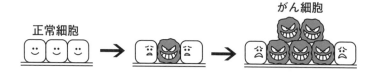

ぐれてのさばる、がん細胞：がんの浸潤と転移

わがまま放題になってしまったがん細胞は、勝手に増えるだけでなく、勝手に移動する。近くにじわじわと移動して縄張りを拡げ（**浸潤**）、血管やリンパ管といったハイウェイに乗って、もといたところから遠く離れた場所にまでのさばってくる（**転移**）（**図2**）。そして、がん細胞は、ついには「わたしの体」全体に拡がり、「わたし」の命を奪うことになる。がんは、「わたしの体」のどの組織からも生まれる。日本では3人に1人は、がんで命を落とす。油断ならない強敵さ。

図2 がんの浸潤と転移

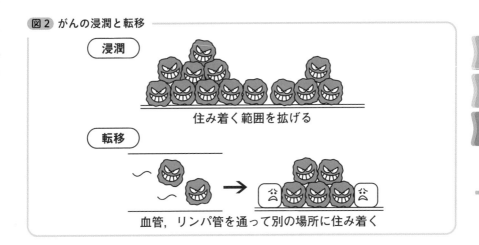

浸潤

住み着く範囲を拡げる

転移

血管，リンパ管を通って別の場所に住み着く

がん細胞と免疫部隊：免疫監視と免疫編集

がんは，遺伝子の異常を蓄積しながら，段階的に悪くなる。免疫部隊は，ぐれ始めたばかりのがん細胞を監視して取り除いているのだけれど，次第にがん細胞のワルさが強くなる。免疫部隊によるがん細胞の**免疫監視**とがん細胞の増殖が釣り合っている間は，病気は現れない。しかし，免疫部隊との戦いの末に生き残り，悪性度を高めたがん細胞はついに病気として現れてしまう。このような免疫部隊とがん細胞の関係は，がんの**免疫編集**と呼ばれている（**図3**）。免疫部隊との戦いの果てに生き残ったがん細胞は，手強さを増しているんだ。

図3 免疫監視と免疫編集

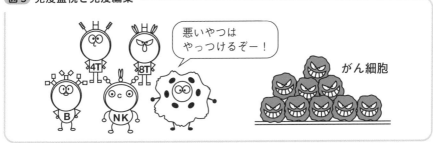

悪いやつは
やっつけるぞー！

がん細胞

がん細胞は，ルール無用のならず者。免疫部隊はそんながん細胞を見張っているけれど，がん細胞の悪さがすぎるとわがまま放題にのさばってくるのですね。そんながん細胞は，免疫部隊からどんなふうに見えているんですか？

10-2へ **>>>**

がん細胞は，逃げる

がんの免疫逃避機構

病気として現れてしまったがん細胞は，免疫部隊の監視をすり抜ける悪知恵をもっている。免疫部隊は，がん細胞を退治しようとするけれど，がん細胞はあの手この手を使って，免疫部隊から逃れていく。ここでは，がん細胞が免疫部隊から逃げる方法を説明しよう。

見えない「わたし」：がん細胞の弱い抗原性

遺伝子変異を重ねた**がん細胞**には，もとの「わたし」とは違った抗原があるようだ。しかし，そもそも，がん細胞は「わたし」そのものだった。ぐれて悪くなったとはいえ，「わたし」だったのだ。だから，「わたし」とがん細胞を区別するのは，免疫部隊にとって難題だ。そのうえ，がん細胞はしばしばMHC分子をもたなくなる。がん細胞が**MHC分子**をもたなくなると，T細胞はがん細胞上の抗原を認識することができない。これも免疫部隊には，厳しい（**図1**）。

図1 がん細胞の弱い抗原性

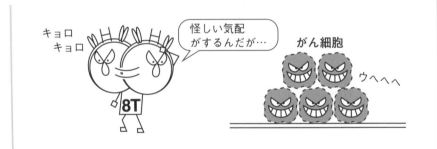

弱れ，免疫部隊：がん細胞による免疫抑制

そのうえ，がん細胞は免疫部隊の攻撃を強く抑制するようにデマを流す。免疫部隊はチームプレイで戦うために，信号物質（**サイトカイン**や細胞表面分子）を使って連絡をとっている。信号物質には，免疫反応を促進するものと免疫反応を抑制するものがある。がん細胞は，免疫反応を抑制する信号物質を巧みに使って，デマを流す。そのせいで，免疫部隊には強いブレーキがかかって実力を発揮できない状態に陥ってしまうんだ（**図2**）。

図2 がん細胞による免疫抑制

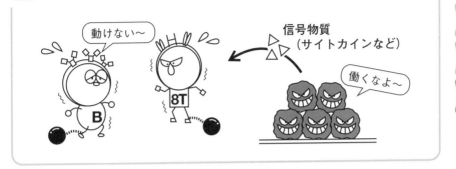

来るな，免疫部隊：がん微小環境の形成

　まだある。がん細胞は，免疫部隊からの攻撃を受けないように自分のまわりに
さまざまな物質（**細胞外基質**）を蓄積させて，安全柵を張り巡らせるんだ。分泌
された物質はがん細胞を取りまいて免疫部隊の攻撃がとどかない。そのうえ，が
ん細胞から分泌される物質は，免疫反応を抑制する**Treg細胞**を呼び寄せるから
がん細胞を排除する免疫反応が起きにくい。こんなふうにがん細胞は，あの手こ
の手で免疫部隊の働きを弱める**がん微小環境**をつくって，その攻撃から逃げてい
る（**図3**）。やれやれ，がん細胞は本当に手強い難敵だ。

図3 抑制性がん微小環境の形成

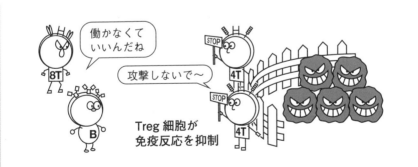

　そうか，がん細胞はあの手この手で免疫部隊の攻撃から逃げ回っているんです
ね。「目くらまし」や「妨害信号」や「妨害柵」をつくるなんて，手強いです。
免疫部隊は，こんなにやっかいながん細胞と戦うことができるんですか？

10-3へ ▶▶▶

10-3

さぁ出番だ，免疫療法

ワクチン療法，
抗体療法，細胞療法

がん細胞は，確かにとても手強くて，あの手この手で免疫部隊の働きを邪魔してくる。でも，免疫部隊が，がん細胞を攻撃していることも間違いない。免疫部隊のちからをパワーアップさせて，がんと戦う作戦がいろいろ考えられているんだよ。

がん細胞に発現する「がん抗原」

これまで説明したように，がん細胞は自分の細胞だったのにぐれてしまったならず者だ。だから，がん細胞は，正常細胞がつくらないような物質をつくったり，正常細胞では少しだけつくられている物質がものすごく増えていることが多い。このようながん細胞に特有の分子は，免疫部隊ががん細胞を攻撃するときの目印になるから，**がん抗原**や**腫瘍関連抗原**と呼ばれているんだ。

がんに対する免疫療法（ワクチン療法，抗体療法，細胞療法）

がん細胞に特有の分子に対する免疫反応をパワーアップすれば，がんを攻撃できるはずだ。だから，がん細胞からがん抗原を取り出して，免疫反応を促進する物質といっしょに投与する**ワクチン療法**が考えられた。がん抗原を樹状細胞に取り込ませて使うこともある。それから，がん抗原に結合する抗体や毒素を結合した抗体を投与する**抗体療法**や，体の外でつくったがん細胞を殺すキラーT細胞を投与する**細胞療法**もある（**図1**）。だけど，どの方法も効果が十分ではなく，標準的な治療法にはならなかったんだ。

免疫チェックポイント阻害剤の登場！

そこで登場してきたのが，**免疫チェックポイント阻害剤**なんだ。免疫チェックポイントというのは，本来はT細胞が働きすぎないようにするブレーキ役で，**CTLA-4**や**PD-1**と呼ばれる分子が働いている。また，PD-L1と呼ばれる分子がさまざまな細胞にちょうどよく発現していて，T細胞のPD-1と結合してT細胞が働き過ぎないように調節している。問題はがん細胞がこの仕組みを悪用するせいで，T細胞が十分に働けないことだ。最近わかってきたのは，CTLA-4やPD-1に対する特別な抗体でブレーキを解除できること，そしてこれらの抗体を免疫チェックポイント阻害剤として投与すると，T細胞がフルパワーでがん細胞を攻

撃するようになることなんだ（**図2**）。免疫チェックポイント阻害剤は，治療効果が強いので大きな期待が集まっているんだよ（P.222）。

図1 がんに対する免疫療法

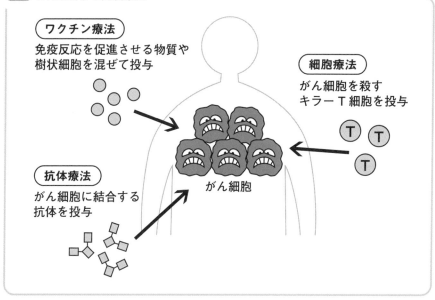

ワクチン療法
免疫反応を促進させる物質や樹状細胞を混ぜて投与

細胞療法
がん細胞を殺す
キラーT細胞を投与

抗体療法
がん細胞に結合する
抗体を投与

がん細胞

図2 免疫チェックポイント阻害剤の働き

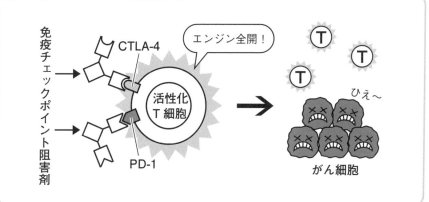

免疫チェックポイント阻害剤

CTLA-4

エンジン全開！

活性化
T細胞

PD-1

ひぇ〜

がん細胞

なるほど，逃げまくるがん細胞でも免疫部隊がきちんと働いて実力を発揮できれば十分に戦えそうなことがわかりました。わたしもこれからの進歩に注目しなくっちゃ。さていよいよ次は最後のトピック，臓器移植と免疫の関係について教えてください！

10-4へ ≫≫≫

免疫部隊から見た移植（1）

免疫反応による移植臓器の拒絶

臓器移植とは，働きを失ってしまった臓器の代わりに，他の人から提供された臓器を移植して失われた臓器の働きを回復しようとする医療のことだね。大切な移植臓器でも，免疫部隊にとっては異物になる。ここでは移植臓器に対する拒絶反応について考えてみよう。

臓器移植：大切な命の贈り物

　事故や病気で大切な臓器の機能が失われ命が危ぶまれるようなとき，他の人から臓器をもらって快復をはかる医療が**臓器移植**だ（**図1**）。

　臓器の提供を受ける人は**レシピエント**（または**ホスト**），臓器を提供する人は**ドナー**と呼ばれる。そして，すでに亡くなった人から臓器をいただく場合は死体臓器移植，健康な人から肺や肝臓や腎臓などの提供を受ける場合が生体臓器移植になる。どちらの場合もレシピエントの命をつなぐドナーからの大切な贈り物だね。

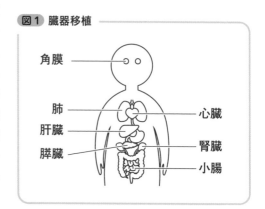

図1 臓器移植

角膜
肺
肝臓
膵臓
心臓
腎臓
小腸

免疫系による移植臓器の拒絶反応

　臓器移植は人間が考え出した高度な医療だ。しかし，「わたしの体」には「わたし」とは異なる成分を排除して「わたし」をまもる免疫部隊が備わっている。免疫部隊から見れば，ドナーから提供された大切な臓器も「異物」に見えてしまう。これは仕方がないことさ。なぜって，臓器移植は自然界では決して起きることがない出来事だからね。

　免疫部隊はいつものルールに従って，移植された臓器を「異物」として排除する（**図2**）。これが**拒絶反応**で，臓器移植後から3カ月程度で起きる**急性拒絶**とそれ以降に起きる**慢性拒絶**に分けられるんだ。

図2 免疫系による移植臓器の拒絶反応

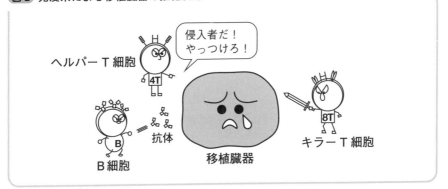

図3 ドナーとレシピエント：同種異系（アロ）の関係

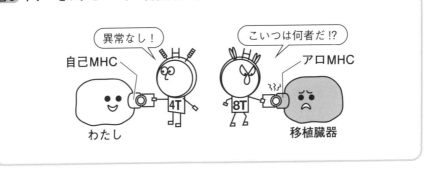

「わたし」と「あなた」：同種異系（アロ）の関係

　免疫部隊が「わたし」と「あなた」を区別できるのは，T細胞がMHC分子を見分けているからなんだ。**MHC分子**は親子鑑定に使われることからもわかるように，個人を識別できる目印になる。だから，T細胞はMHC分子の型が違う臓器を「異物」だと認識してしまう。免疫学的には，「わたし」と「あなた」のように，同じ種の中の他人の関係を，**同種異系（アロ）**と表す（**図3**）。そして，驚いたことにT細胞の約10％ほどが，アロMHCを異物として認識できる。このような反応が早く強く起きることが，拒絶反応の原因になっているんだ。

　そうなんだ，臓器移植の視点で見ると，免疫部隊は大切な移植臓器を拒絶する原因になっているんですね。免疫部隊が自然のルールに従っているとはいえ，移植臓器は大切な命の贈り物，なんとかまもらなくてはなりません。そんなとき，いったいどうするのですか？

10-5へ ▶▶▶

免疫抑制剤による
拒絶反応の抑制

臓器移植のおかげで，多くの命が救えるようになってきた。でも自然のルールに従う免疫部隊は，MHC分子の型が違えば大切な移植臓器でも異物として拒絶してしまう。MHC分子が一致しない臓器の移植を成功させる鍵は，免疫部隊の働きをうまく抑制することにあるんだ。

免疫抑制剤で移植臓器をまもる

ドナーとレシピエントのMHC分子を一致させる努力のおかげで，臓器移植の成功率が改善した。しかし，ドナーとレシピエントのMHC分子を完全に一致させることができるとは限らない。それにMHC分子以外にも免疫部隊が働いて拒絶反応を引き起こす要素があることもわかってきた。そうなると，移植臓器をまもるためには，免疫部隊の働きをそっと鎮めておく必要がある。このような目的のために，さまざまな**免疫抑制剤**が使われているんだ（**図1**）。

図1 免疫抑制剤の役割

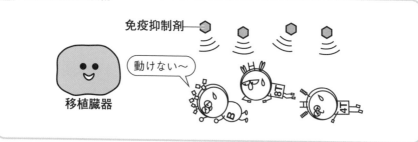

いろいろな免疫抑制剤

免疫部隊の働きを抑えるために，いろいろな種類の免疫抑制剤が開発されているんだ。例えば，副腎皮質ホルモンが免疫反応や炎症反応を抑制することに基づいて開発された**ステロイド剤**やT細胞の働きに大切な信号を遮断する新しい免疫抑制剤などがあって，拒絶反応が起きないように何種類かを組み合わせて使われている。移植臓器をまもるために，免疫抑制剤は一生涯飲み続ける必要があるけれど，免疫部隊の働きが不適切だったり，好ましくない場合は，このような調節が必要になることもあるんだね。

免疫抑制剤の副作用

　移植臓器を拒絶反応からまもるために，免疫抑制剤が不可欠だ。免疫抑制剤のおかげで**臓器移植**の成功率が大きく改善しているんだからね。でも，残念なことに，免疫抑制剤には副作用がある。免疫部隊の働きを全体的に抑えてしまうから，免疫抑制剤が効きすぎると病原体に対する防御反応が弱まって，感染症にかかりやすくなってしまうんだ。でも不十分だと移植臓器が拒絶されてしまう（**図2**）。バランスが大切だ。将来的には移植臓器に対する攻撃だけをそっと抑える免疫抑制剤が開発できるように，研究が進められているんだよ。

図2 免疫抑制剤の副作用

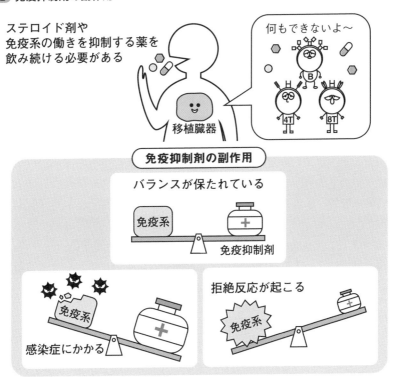

なるほど，免疫抑制剤のおかげで臓器移植の成功率がアップしてきたんですね。免疫の働きを抑制するいろいろな薬があるなんて，知りませんでした。移植臓器をしっかりまもって副作用のない薬ができたら，すばらしいなぁ。

まとめへ >>>

第10章 ここまでのまとめ

　免疫系は体の内部に発生したがん細胞を排除しようとする働きをもっています。がん細胞はさまざまな方法で免疫による攻撃を逃れようとしますが，がんを排除する抗腫瘍免疫応答を強化する治療法が注目されています。一方，移植臓器に対する免疫反応は拒絶反応の原因となります。正常な免疫反応を維持しながら，移植臓器に対する免疫反応だけを抑制する免疫抑制剤の開発が望まれています。

✔ 理解度チェック

☐ がん細胞は，遺伝子異常を蓄積して段階的に悪性化する。　　　▶▶ 10-1

☐ 免疫系は，がん細胞を監視している。　　　　　　　　　　　　▶▶ 10-1

☐ がん細胞は，もともと自己細胞であり抗原性が低い。　　　　　▶▶ 10-2

☐ がん細胞は，さまざまな機構で免疫監視から逃避する。　　　　▶▶ 10-2

☐ がんの免疫療法には，ワクチン療法，抗体療法，細胞療法がある。　▶▶ 10-3

☐ 免疫チェックポイント阻害剤は，がんに対する免疫応答を増強する。　▶▶ 10-3

☐ 臓器移植のドナーとレシピエントは，同種異系（アロ）の関係。　▶▶ 10-4

☐ 臓器移植では，免疫系による移植臓器の拒絶反応が問題となる。　▶▶ 10-4

☐ 免疫系は，MHC分子の型が違う移植臓器を異物と認識してしまう。　▶▶ 10-5

☐ 臓器移植ではドナーとレシピエントのMHC型の一致が望ましい。　▶▶ 10-5

☐ 免疫抑制剤によって，臓器移植の成功率が大幅に向上した。　　▶▶ 10-5

レクチャープラス ──ここまでをもう少しくわしく──

〈10-1〉 がんの免疫監視から免疫編集へ

　がんは，発がん物質，活性酸素，放射線などのさまざまな外的あるいは内的要因で遺伝子が変異した細胞に由来します。がんの**免疫監視**とは，免疫機構がこのような変異を常に監視して排除して，発がんを未然に防いでいるとする考え方で，1960年代以降広く受けいれられてきました。しかし，新しい研究では免疫系とがんの関係はもっと複雑で，免疫系とがんの関係を3段階でとらえるがんの**免疫編集**（**図1**）という考えに修正されています。

　免疫編集の第1段階は「排除相」で，がんの免疫監視と同じ考え方です。免疫機構により，この過程で変異細胞が完全に排除されれば，がんは発生することはありません。

　しかし，がん細胞の排除が不完全だった場合は，第2段階以降に進みます。第2段階は，「平衡相」と呼ばれます。第1段階での免疫系からの攻撃を生き延びたがん細胞は，免疫系からの選択圧を逃れるために，変異を蓄積します。この段階では，免疫系が排除できるがん細胞と排除から逃れるがん細胞が見かけ上の平衡状態にあります。

　しかし，この過程はがんが悪性度を増していく過程です。がん細胞が免疫系から逃れるのに十分な変異を蓄積すると，第3段階としての「逃避相」に至り，臨床的に明らかながんが発生することになります。

　がんの免疫編集という考えは，化学発がん実験で，正常な免疫機能をもつマウスと免疫不全マウスに発生したがんの悪性度を比較すると，より悪性度が高いの

図1 がんの免疫編集

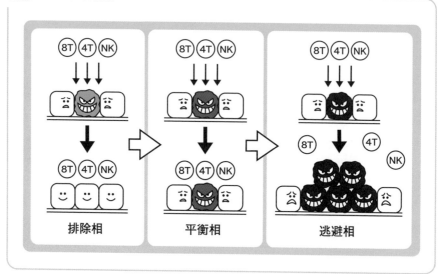

排除相　平衡相　逃避相

は免疫機能をもつマウスに発生したがんであることを示す発見などにより支持されています。がんの免疫治療は，このような状況で発生してきたがんを排除することを目指します。

〈10-2〉がんの免疫治療と免疫チェックポイント阻害剤

がんの免疫治療は，がんに対する免疫反応を非特異的に増強する試みに始まり，次第にがん特異的な免疫応答を増強することに重点が移りました。その結果，**ワクチン療法**や腫瘍関連抗原に向かう抗体や免疫細胞を用いた治療法が開発されています。また，免疫系は過剰な反応が起こらないように，免疫反応に対して抑制性に働く安全装置を備えていて，**免疫チェックポイント**と呼ばれています。この免疫チェックポイントで働く分子の機能を阻害して，がんに対する免疫反応を増強する治療が行われています。

T細胞では，**CTLA-4**と呼ばれる分子と**PD-1**と呼ばれる分子が免疫チェックポイントで働く代表的な分子です。CTLA-4はT細胞が樹状細胞から抗原提示を受ける段階でブレーキとして働きます。一方，PD-1はT細胞がエフェクター機能を発揮する段階で働くブレーキです。また，がん細胞に発現する**PD-L1**と呼ばれ

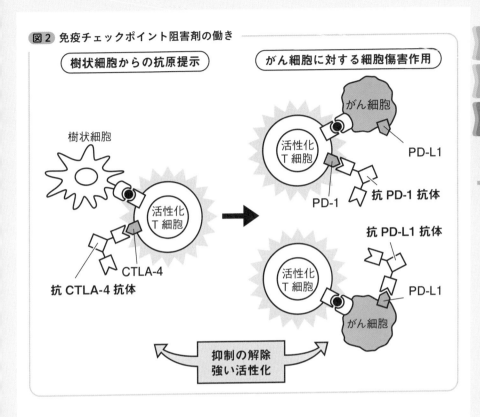

図2 免疫チェックポイント阻害剤の働き

樹状細胞からの抗原提示

がん細胞に対する細胞傷害作用

樹状細胞

活性化T細胞

CTLA-4

抗 CTLA-4 抗体

がん細胞

活性化T細胞

PD-L1

PD-1

抗 PD-1 抗体

抗 PD-L1 抗体

活性化T細胞

PD-L1

がん細胞

抑制の解除
強い活性化

る分子もPD-1に結合してT細胞のエフェクター機能を抑制します。これらのブレーキとして働く分子を阻害する物質が，**免疫チェックポイント阻害剤**で，抗CTLA-4抗体や抗PD-1抗体および抗PD-L1抗体がこの目的に使われます（**図2**）。これらの免疫チェックポイント阻害薬は単独あるいは組み合わせて用いることで，がんに対して強い治療効果を示すことが明らかになりました。

　しかし，免疫チェックポイント阻害剤に応答しない例が半数以上あることや，自己免疫様の副作用（**免疫関連有害事象**）が起きることなど，克服するべき課題も見つかっています。このため，CTLA-4やPD-1/PD-L1とは異なる新しい免疫チェックポイント阻害剤の探索や免疫チェックポイント阻害剤を抗がん剤や放射線治療などと組み合わせる新しい併用治療法の開発が進行しています。また，免疫チェックポイント阻害剤の治療効果や副作用を予測するためのバイオマーカーの確立も必要です。このように，免疫系が本来もっている安全装置を人為的に解除して，がんに対する免疫応答を増強する新しいがんの免疫治療法の開発が積極

的に進められています。

〈10-3〉 がんの免疫治療とキメラ抗原レセプター

　がんの免疫治療に，遺伝子工学的に改変したT細胞を用いる臨床試験も試みられています。がん細胞を排除するためには，キラーT細胞を活発に働かせることが必要です。がん細胞を特異的に認識するキラーT細胞を大量につくり出す研究も進められていますが，ここでは遺伝子工学的に作製した**キメラ抗原レセプター**（chimeric antigen receptor：**CAR**）を発現させたT細胞を用いる試みを紹介します（図3）。

　キラーT細胞はMHC分子に提示された抗原しか認識できません。しかもナイーブT細胞が活性化するためには，樹状細胞からの補助刺激も必要です。この問題を克服するために，がん細胞に結合する抗体の可変部を細胞外にもち，T細胞を活性化するために必要なCD3ζのシグナル伝達ドメインを細胞内にもつCARが遺伝子工学的に作製されました。さらに，この働きを増強するために，ナイーブT細胞が活性化する際に必要な補助刺激分子（CD28または4-1BB）の細胞内領域を連結させたCARも開発されました。

　このようにして作製したCARを発現させたT細胞（**CAR-T細胞**）は，作製に用いた抗体と同一の抗原特異性をもち，補助刺激を必要とせずに活性化できる特徴をもちます。現在,CD19抗原を標的にしたB細胞性の造血系腫瘍に対する有効性が認められています。今後，造血系腫瘍ばかりでなく固形がんも対象にした発展が期待されています。

〈10-4〉 免疫抑制剤とその開発

　アレルギーや自己免疫疾患だけでなく，移植臓器の拒絶も「好ましくない免疫応答」です。ここでは，免疫反応を抑制する**免疫抑制剤**について説明します。

　現在広く用いられている免疫抑制剤は，3種類に分類されます（表1）。第1は強い抗炎症作用をもつ**副腎皮質ステロイド**系の医薬品です。副腎皮質ステロイドは脂溶性の薬物で，細胞膜を通過して細胞質でステロイドレセプターに結合します。ステロイドとレセプターの複合体はその後，核内で炎症に関連するさまざまな遺伝子の転写を調節したり，炎症を促進するNF-κBタンパク質に結合してそ

図3 CAR-T細胞

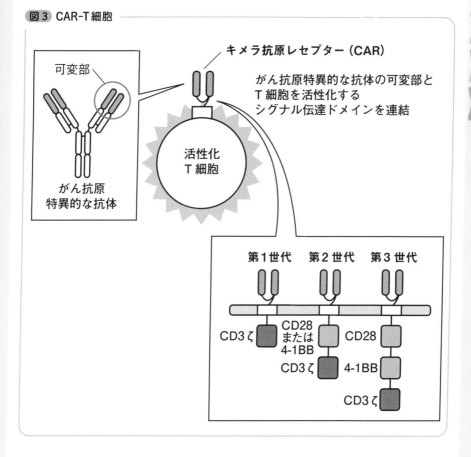

キメラ抗原レセプター（CAR）

可変部

がん抗原特異的な抗体の可変部と
T細胞を活性化する
シグナル伝達ドメインを連結

活性化
T細胞

がん抗原
特異的な抗体

第1世代　第2世代　第3世代

CD3ζ

CD28
または
4-1BB

CD28

CD3ζ

4-1BB

CD3ζ

の働きを抑制して，免疫反応を抑制します。ステロイドの作用は強力ですが，長期投与により，骨粗鬆症，糖尿病などの副作用が問題となることがあります。

　第2は，アザチオプリン，シクロフォスファミド，ミコフェノール酸などの細胞毒性をもつ医薬品です。これらの**細胞毒性薬**は，DNA合成を阻害するため，持続的に分裂する細胞に対して毒性を示します。もともと抗がん剤として開発された経緯がありますが，免疫抑制的にも働くことがわかっています。このような細胞毒性薬の効果には，免疫作用の低下に加えて，貧血，白血球減少，小腸上皮の損傷や脱毛などの副作用が含まれる点に注意が必要です。

　第3は，T細胞の活性化を抑制する微生物に由来する化合物です。このなかに

表1 主な免疫抑制剤とその特徴

免疫抑制剤	作用機構と特徴
副腎皮質ステロイド剤	・炎症に関連する遺伝子の転写抑制 ・長期投与による副作用（骨粗鬆症や糖尿病）
細胞毒性薬	・リンパ球の分裂阻害による免疫抑制作用 ・副作用：貧血，白血球減少，脱毛など
特異的免疫抑制剤 （T細胞の活性化を抑制）	・微生物に由来する化合物 （シクロスポリンA，タクロリムス，ラパマイシン） ・臓器移植の成功率上昇に貢献

は，**シクロスポリンA**，**タクロリムス**，**ラパマイシン**が含まれ，臓器移植の成功率の向上に貢献しています。シクロスポリンAはシクロフィリンに，タクロリムスはFK結合タンパク質（FKBP）と呼ばれるタンパク質に結合して複合体を形成し，カルシニューリンと呼ばれるタンパク質脱リン酸化酵素（タンパク質フォスファターゼ）に結合してその働きを阻害します。本来，カルシニューリンはNFATと呼ばれる転写因子を脱リン酸化して活性化することで，T細胞を活性化するシグナル伝達に関与するのですが，シクロスポリンAやタクロリムスはカルシニューリンを不活性化することでT細胞の活性化を強く抑制する作用を発揮します。一方，ラパマイシンはFKBPメンバーと結合し，その複合体はmTORと呼ばれる分子を阻害してT細胞の活性化を抑制します。

　このような広範な作用をもつ免疫抑制剤に加えて，特定の免疫反応の構成要素を標的とするべくデザインされた新しい医薬品の開発も積極的に進められています。例えば，炎症を促進するサイトカインであるTNF-αやIL-6の過剰な産生が原因となっている場合は，このようなサイトカインやそのレセプターが医薬品開発の標的となります。現在はこのようなサイトカインやそのレセプターに対する**モノクローナル抗体**が開発され，自己免疫疾患などの治療に威力を発揮しています（P.198）。さらに抗体の抗原結合部位以外の部分をヒトタンパク質に置き換えたヒト型モノクローナル抗体が医薬品として提供されています。

〈10-5〉ヒト型抗体の威力

　均一で高い抗原特異性をもつモノクローナル抗体はヒトの治療への応用が期待されます。しかし，異種の動物が作製した抗体を治療に用いるには克服するべき

難問がありました。マウスの細胞がつくり出したモノクローナル抗体をヒトに投与すると，ヒトの免疫系がマウス由来の抗体を異物として認識し，マウス抗体に対する抗体がつくられてしまうのです。これはマウス抗体の働きを中和してしまうだけでなく，アレルギー反応を引き起こし，続けて投与すると致死的な**アナフィラキシー**反応を起こす原因となります。

　この問題は遺伝子工学によって解決されました。第1の方法は，マウス抗体の可変部をヒト抗体と合体させた**キメラ抗体**の作出です。このようにすればヒトに対して異物となるマウス抗体の定常部をヒト由来抗体と置き換えることができます。第2の方法は，マウス抗体の可変部のうち，真に抗原に結合する部分〔超可変部または相補性決定領域（complementarity determining region：CDR）と呼びます〕だけをヒト由来抗体に埋め込んだ**ヒト化抗体**を作製する方法です。こうすることにより，ヒト化抗体では，マウス由来の部分を全体の10％程度に減少させることができます。さらに現在では，抗原と結合する部分を含めて完全にヒト由来の**ヒト型抗体**の作製も可能になっています。このように遺伝子工学的な手法で作製されたモノクローナル抗体が，がん，自己免疫疾患や感染症などの治療に応用され素晴らしい成果を収めています（**図4**）。

　医薬品として使用されているキメラ抗体にはリツキシマブ（抗CD20抗体）などがあり，ヒト化抗体にはトラスツズマブ（抗HER2抗体）やトシリズマブ（抗IL-6抗体）などがあります。ヒト型抗体医薬品としては，ニボルマブ（抗PD-1抗体），イピリムマブ（抗CTLA-4抗体），アテゾリズマブ（抗PD-L1抗体）やアダリムマブ（抗TNF-α抗体）などがあります。新型コロナウイルスのスパイクタンパク質に対するヒト型抗体は新型コロナウイルス感染症の治療薬としても威力

図4 ヒト型抗体の応用

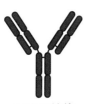 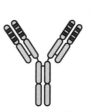 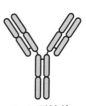

マウス抗体　　　　キメラ抗体　　　　ヒト化抗体　　　　ヒト型抗体

を発揮しました。

　このような抗体医薬品はさらに発展を続けています。例えば，抗体と薬物を化学的に結合させた抗体薬物複合体（ADC：antibody-drug conjugate）は，抗体の抗原特異性を利用して必要な薬物を必要な場所へ送達するドラッグデリバリーシステム（DDS）の観点からも注目されています。また，遺伝子工学的に作製した二重特異性抗体（バイスペシフィック抗体）や抗体のH鎖とL鎖の可変領域を連結して1つのポリペプチド鎖にしたシングルドメイン抗体の開発などが進められています。（**図5**）

図5 **抗体医薬品の新展開**

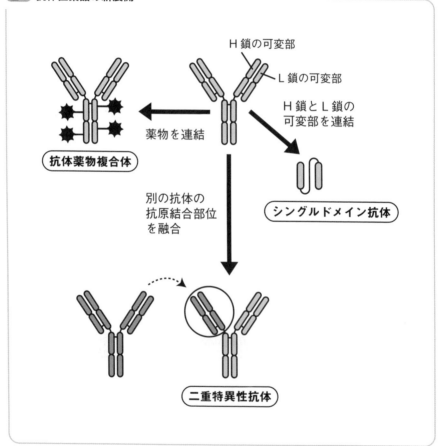

Epilogue の前に

免疫学を
もう少し

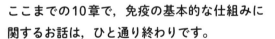

ここまでの10章で，免疫の基本的な仕組みに関するお話は，ひと通り終わりです。
でもまだ読み足りない，という方のために，あともう少し。ここからは，免疫学の誕生・発展を支えてきた研究者たちの歴史や，新型コロナウイルスのこと，免疫学と他領域とのつながりに関する最新の話題などをご紹介します。

1

免疫学の誕生

免疫学は，先人たちの科学的な観察と注意深い実験を通じて段階的に発展してきました。ここでは，まず免疫学誕生からの歴史をふり返り，次に生命科学としての発展をノーベル生理学・医学賞の歴史とともに眺めてみましょう。

ジェンナーによる天然痘ワクチン（種痘）の始まり

免疫（immunity）とは，「伝染病から回復すると，同じ病気にはかからない」ことを意味しています。これは，私たちの先人が，死に至る天然痘やペストとの戦いのなかで，「病気から回復した人は同じ病気にはかからない」ことを発見し，"回復者"を「イミューン（免疫者)」と読んだことに始まります。

先人たちの試行錯誤を経て，ついにイギリス人医師のエドワード・ジェンナー（1749〜1823）が1796年に牛痘（ウシやヒトに比較的害の少ない病気）の膿（うみ）を接種すること（種痘）で，天然痘が予防できることを発見しました（図1）。牛痘が「ワクシニア」と呼ばれていたことにちなみ，このような予防接種は「ワクチン接種」と呼ばれるようになりました。免疫学の「誕生」です。

ジェンナーが種痘を初めて実施してから約200年後の1980年にWHOは天然痘の根絶を宣言しました。これはジェンナーの功績であるといえます。しかし，ジェンナーが研究していた18世紀後半には，今では考えられない孤児を対象にした"人体実験"も行われていたようです。また，当時は病気の原因が微生物であることもわかっていませんでした。

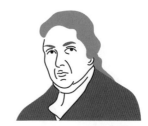

図1 牛痘種痘法の発見：ジェンナー

エドワード・ジェンナー
（1749〜1823）

コッホとパスツール：細菌学と免疫学の出会い

　17世紀の顕微鏡の開発により，肉眼では見えない微生物の存在が広く知られようになりました。しかし，微生物のほとんどはヒトに病気を起こしません。特定の微生物が病原微生物として，病気の原因になることを明らかにしたのは，19世紀後半から20世紀初頭にかけて活躍した**ロベルト・コッホ**（1843〜1910）と**ルイ・パスツール**（1822〜1895）です（**図2**）。

　ドイツに生まれたコッホは，細菌培養法の基礎を確立し，病原体を特定するための指針（コッホの原則）を提唱して炭疽菌，結核菌およびコレラ菌を発見しました。さらにコッホの共同研究者であったエミール・フォン・ベーリング（1854〜1917)は，ジフテリアに対する血清療法を確立しています。またコッホの元に留学していた**北里柴三郎**（1853〜1931）も破傷風菌の培養に成功しています（**図3**）。

図2 細菌学と免疫学の出会い：コッホとパスツール

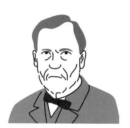

ロベルト・コッホ
（1843〜1910）

ルイ・パスツール
（1822〜1895）

図3 コッホと縁の深い研究者たち

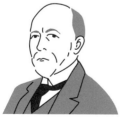
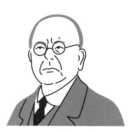

エミール・フォン・ベーリング
（1854〜1917年）

北里柴三郎
（1853〜1931）

一方，フランスに生まれたパスツールは，ニワトリコレラや狂犬病の研究を通じて，弱らせた（弱毒化した）病原体を接種することで病気を予防できることを発見しました。またパスツールは，現在もワインや牛乳の殺菌に広く用いられている低温殺菌法（パスチャライゼーション）の開発や白鳥の首のようにS字型に曲がったフラスコを用いた実験で「生物は無から生じない」ことを明らかにしたことでも有名です。

　このようにして，コッホとパスツールにより近代医学としての細菌学と免疫学がスタートしました。次に紹介する1901年から始まったノーベル賞の歴史のなかで，コッホ自身は1905年に受賞していますが，パスツールは1895年に亡くなったため受賞していません。また，血清療法の確立によりベーリングは第1回受賞者となりましたが，共同研究者であった北里は受賞を逸しています。

免疫学の発展とノーベル賞の歴史

　このようにして誕生した免疫学は，その後次々と目覚ましい発展を続けて現在に至ります。本書で取り上げている内容の多くが，ノーベル賞につながる研究と深く関わっていることがうかがえます。

　以下に免疫学の発展をノーベル生理学・医学賞の歴史とともに掲げます。

● (1) 免疫学の誕生
　　血清療法とそのジフテリア治療への応用（1901年）
　　　エミール・フォン・ベーリング
　　結核に関する研究と発見（1905年）
　　　ロベルト・コッホ
　　免疫に関する理論（細胞性免疫説と体液性免疫説）（1908年）
　　　エリー・メチニコフ/パウル・エールリッヒ
　　補体結合の発見（1919年）
　　　ジュール・ボルデ

● (2) 適応免疫研究の流れ
　　抗体の化学構造の解明（1972年）
　　　ジェラルド・エーデルマン/ロドニー・ポーター

主要組織適合複合体（MHC）の発見（1980年）

　バルフ・ベナセラフ／ジャン・ドーセ／ジョージ・スネル

免疫系の発達と制御における選択性に関する諸理論，およびモノクローナル抗体の作製原理の発見（1984年）

　ニールス・イエルネ／セザール・ミルシュタイン／ジョルジュ・ケーラー

抗体の多様性の創出機構の発見（1987年）

　利根川　進

細胞性免疫防御の特異性に関する発見（1996年）

　ロルフ・ツィンカーナーゲル／ピーター・ドハーティ

● **(3) 自然免疫研究の流れ**

自然免疫の活性化に関する研究／樹状細胞の発見（2011年）

　ブルース・ボイトラー／ジュール・ホフマン（自然免疫の活性化に関する研究）／ラルフ・スタインマン（樹状細胞の発見）

● **(4) 免疫学の応用に向けて**

アナフィラキシーの発見（1913年）

　シャルル・ロベール・リシェ

後天的自己寛容の発見（1960年）

　フランク・マクファーレン・バーネット／ピーター・メダワー

臓器移植と骨髄移植（1990年）

　エドワード・ドナル・トーマス／ヨセフ・マレー

ヒト免疫不全ウイルスの発見（2008年）

　フランソワーズ・バレ・シヌシ／リュック・モンタニエ

免疫チェックポイントとがん免疫療法への応用（2018年）

　ジェイムズ・アリソン／本庶　佑

　このように免疫学は素晴らしいスピードで発展していますが，まだまだわからないこともたくさん残されています。これからの研究により，免疫システムのより深い理解と病気に立ち向かうための応用が進むことが期待されます。

COVID-19から学んだこと(1)
新型コロナウイルスの出現と治療薬の開発

2019年末に海外で，そしてわが国では2020年の初めに始まった新型コロナウイルス感染症（COVID-19）の世界的な拡大は，私たちの生活を大きく変えました。COVID-19の原因となったウイルスが新型コロナウイルス（SARS-CoV-2）です。ここではSARS-CoV-2のウイルスとしての特徴や治療法の開発について説明します。

COVID-19によるパンデミック

　世界保健機関（WHO）は，COVID-19の世界的な感染拡大を受けて，2020年1月30日に「国際的に懸念される公衆衛生上の緊急事態」に関する宣言を発出し，2020年3月11日にはパンデミックであると表明しています。そして，2023年5月5日の終了まで，WHOによるパンデミック宣言期間は3年3カ月にも及びました。ただし，宣言の終了はパンデミックの終焉を意味するものでなく，世界的にはその脅威が引き続き継続しているとの立場です。この間，世界の累計感染者数はおよそ7億6,500万人，累計死者はおよそ690万人であり，累積ワクチン接種回数は133億4,000万回以上であったと報告されています。わが国でも累積感染者数はおよそ3,377万人，累積死者数はおよそ7万4,000人，累積ワクチン接種回数はおよそ3億8,400万回に上りました（2023年5月現在）。結果として，COVID-19によるパンデミックはこれまでに人類が経験した最大級のものでした。

新型コロナウイルス（SARS-CoV-2）の出現

　もともとコロナウイルスとして，ヒトに感染して風邪の原因となる4種類のウイルスが知られていました。これらに加えて，2000年以降，ヒトに感染し重症化すると致死的な肺炎を起こすウイルスとして，重症急性呼吸器症候群（SARS）を起こすウイルスと中東呼吸器症候群（MERS）を引き起こすウイルスが現れました。2019年に出現した新型コロナウイルスはヒトに感染する7番目のコロナウイルス

で，SARSの原因ウイルス（SARS-CoV）と近縁関係にありSARS-CoV-2と命名されました。もともとコウモリを自然宿主としていたものが何らかのきっかけでヒトに対する感染性を獲得したと考えられていますが，詳細は未だ不明です。

●SARS-CoV-2の特性

コロナウイルスは遺伝情報としてRNAをもつRNAウイルスで，電子顕微鏡で見るとちょうど王冠（コロナ）のような形をもっています（**図1**）。このコロナウイルスは外側の脂質膜（エンベロープ）がRNAゲノムを包んでいて，エンベロープからちょうどトゲのように飛び出したスパイクタンパク質がヒト細胞の受容体に結合します。コロナウイルスのような脂質でできたエンベロープをもつウイルスはアルコールや界面活性剤で破壊されやすいため，アルコールによる手指消毒や石鹸を用いた手洗いが有効だったのです。

新型コロナウイルスを含むRNAウイルスは自身の遺伝子であるRNAを複製する際に誤りを起こしやすく，変異が生じやすいとされています。このような変異の一部が感染力や重症化リスクに影響を及ぼすことがあり，スパイクタンパク質に変異をもつ代表的な変異株としてアルファ（α）株，ベータ（β）株，ガンマ（γ）株，デルタ（δ）株，オミクロン（O）株などが知られています*。

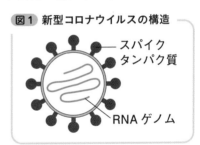

図1 新型コロナウイルスの構造

スパイク
タンパク質

RNA ゲノム

＊：新型コロナウイルス変異株の命名法には2種類あります。1つめはWHOが2021年5月に導入したギリシャ文字を用いる方法で，最初に検出された地域や国に関連づけられることによる偏見や差別を解消することを目的として広く用いられました。もう1つはPANGO系統という国際的な系統的命名です。これらの命名法に従うと，例えばイギリス発祥とされる変異株は，α株またはB1.1.7株と呼ばれることになります。

●SARS-CoV-2の感染メカニズム

このようなSARS-CoV-2は，ウイルス表面のスパイクタンパク質がヒト細胞表面のACE2（angiotensin-converting enzyme 2：アンジオテンシン変換酵素2）を受容体にして結合し，細胞内に侵入します。そして，細胞内に入ったウイルスは自身の遺伝子であるRNAを細胞質に放出し，ウイルス由来のプロテアーゼやRNAポリメラーゼの働きを通じて，遺伝子RNAを複製します。複製された

RNAゲノムはその他のウイルス構成タンパク質とともにウイルス粒子を形成し，細胞の外に放出されます。

　また，新型コロナウイルスの重症化には，年齢や基礎疾患の有無などのリスクファクター，血栓の発生に加えて，過剰な免疫反応が重要な役割を果たすと考えられています。このような新型コロナウイルスや重症化のメカニズムについての理解が，新型コロナウイルス治療薬の開発に重要な情報を提供しました。

新型コロナウイルス治療薬の開発

　現在の新型コロナウイルス治療薬は，大きく3つに分類することができます。**図2**に示した 1) 抗ウイルス薬（ウイルス遺伝子の複製を阻害するRNAポリメラーゼ阻害薬およびプロテアーゼ阻害薬），2) 中和抗体薬（ウイルスのスパイクタンパク質に結合して，ウイルスの感染を阻害する抗体医薬品），それから 3) 免疫調節・抑制薬（過剰な免疫反応を抑制する抗炎症薬）です。現在も新たな治療法の開発が継続的に進められています。

　また，新型コロナウイルスの予防にはワクチンが重要な役割を果たしました。mRNAワクチンやウイルスベクターを用いた新しいワクチンの開発については，P.184を参照してください。

図2 COVID-19治療薬

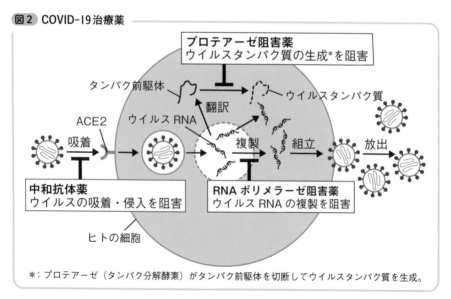

＊：プロテアーゼ（タンパク分解酵素）がタンパク前駆体を切断してウイルスタンパク質を生成。

COVID-19から学んだこと(2)

人類が経験したパンデミック
過去からの教訓，そしてまだ見ぬ病原体に備えて

新型コロナウイルスのようなウイルスや細菌による感染症が全世界的に大流行し，非常に多くの感染者や患者を発生することを，パンデミックと呼びます。ここではこれまでに人類が経験したその他のパンデミックをまとめ，将来への備えについて考えます。

人類が経験したその他のパンデミック

COVID-19だけでなく，人類はこれまでに社会構造を変えてしまうほどの多くの死者を出す**パンデミック**をたびたび経験しています。感染症は歴史を揺るがすほどの影響を人類に及ぼしてきたのです。

歴史に残る最も古いパンデミックは，紀元前430年の古代ギリシャの都市国家アテネとスパルタの戦争のさなかで起きた「アテネの疫病」（疾患名は不明）とされ，アテネの人口の1/3を死に至らしめ，スパルタの勝利に大きく影響したといわれています。また，紀元前から存在し，20世紀まで長きにわたって人類を苦しめてきた「天然痘」は16世紀にヨーロッパからアメリカ大陸にもち込まれ，免疫をもたない先住民の人口を激減させて，アステカ王国やインカ帝国の滅亡へとつながりました。

この天然痘から人類を救ったのは，ジェンナーが1798年に発表した種痘で，1980年にはWHOが天然痘の根絶宣言を出すに至りました（P.230）。感染症の治療法や病原体への対処法が見出された19世紀後半以降は，感染症による死者は激減しています。以下に，これまで人類を脅かしてきた主な感染症を記します。

●ペスト

ペストを引き起こすペスト菌は齧歯類やノミを介して人に伝染します。感染の早期に抗生物質で治療すれば回復が期待できますが，放置すると致死的な結果を招きます。人類は過去にペストによる3回のパンデミックを経験しており，14世紀に起きた第2のパンデミックではユーラシア大陸から北アフリカにかけて大流

行し，当時の人口の約1/3に相当する1億人もの死者が出たと推計されています。患者の皮膚が敗血症による出血斑で黒ずんで見えたことから，黒死病ともいわれました。

●コレラ

コレラはコレラ毒素を産生するコレラ菌の経口感染症で，下痢や嘔吐による脱水症状を起こします。予防には衛生改善による清潔な飲料水へのアクセスが不可欠です。19世紀から20世紀にかけて，地域を変えて7回のコレラの大流行がありました。

コレラの感染は限られた国や地域で起きるため，WHOはパンデミック宣言を発出していませんが，「グローバルシチュエーション」を定期的に発表し，コレラの感染状況や対策を提供しています。日本では明治時代から知られ，感染すると簡単に倒れてしまうことから，「コロリ」とも呼ばれました。

●インフルエンザ

20世紀から現在までに，4回の大規模なインフルエンザによるパンデミックがありました。第一次世界大戦末期の1918年に発生したパンデミックは「スペイン風邪」と呼ばれています。しかし，実際の発生地はスペインではなく，アメリカ軍で発生したインフルエンザがヨーロッパにもち込まれ，全世界へと拡大したものだったのです。当時は第一次世界大戦下にあり，多くの国が報道規制を行っていました。しかし，中立国であったスペインは比較的自由に感染状況を報道していたため，スペインに被害が集中したと誤解されてしまったのです。

このパンデミックでは全世界で5,000万人から1億人の死者が出たといわれています。その後の1957年（「アジア風邪」），1968年（「香港風邪」）および2009年（「新型インフルエンザ」）にもインフルエンザによるパンデミックが起きています。

●後天性免疫不全症候群（AIDS）

後天性免疫不全症候群（AIDS）はヒト免疫不全ウイルス（HIV）の感染により，CD4T細胞が破壊され免疫不全症をきたす感染症です。AIDSを発症すると健常人では病気を起こさないような病原体による感染症（日和見感染症）や悪性腫瘍などの重篤な合併症が発生します。HIVの感染は主に性的接触や血液への接触に

より起こり，1980年代の発見以降，全世界で感染がみられます。

HIV は非常に変異を起こしやすく，これがワクチンの開発を困難にしています。現在では HIV の増殖を抑制する薬剤により，AIDS の発症を遅らせることができるようになっています。

パンデミックからの教訓，そしてまだ見ぬ病原体に備えて

ワクチンや抗生物質の開発により感染症に対する予防や治療が進んだ1940年代後半以降，世界的な感染症の流行は影を潜めていました。しかし，感染症は決して過去の病気ではありません。1980年代後半になるとそれまで人類が遭遇したことがなかった HIV による AIDS やエボラウイルスによるエボラ出血熱などの「**新興感染症**」が出現しました。私たちが経験した SARS-CoV-2 による COVID-19 もこれに該当します。

SARS-CoV-2 のように突如として来るウイルスを「**エマージングウイルス**」と呼び，新興感染症の多くがエマージングウイルスによって引き起こされます。エマージングウイルスの出現には人間の活動が大きな要因となっており，森林破壊などで動物と人の接触が増えるとウイルスの変異や環境への適応が促されます。また，結核やマラリアなど，過去に流行したが一時は発生数が減少した感染症が「**再興感染症**」として再び出現し，先進国においても新たな脅威になっています。

このような新たなパンデミックへの備えとして，感染症に対する警戒体制や医療体制の強化，社会の協力体制の強化，国際的な連携体制の強化などが望まれます。現在も3大感染症と呼ばれるエイズ，結核，マラリアによって，世界では年間数百万人が死亡しているのです。COVID-19の教訓として，2021年に英国で開催された G7 サミットでは，パンデミック宣言から100日以内の診断薬やワクチンの開発を目指す「100日ミッション」が宣言されました。

新型コロナウイルスに対する mRNA ワクチンやベクターワクチンは世界的には開発から1年以内という異例の短期間で実用化されました。また，国産ワクチンも2023年12月に接種が開始されました。しかし，ウイルスなどの病原体やこれを媒介する鳥や動物たちには国境はありません。まだ見ぬ病原体に備え，地球規模の視点に立った長期的で科学的な取り組みが必要です。

免疫学の広がりと深まり(1)

免疫学と神経系, 内分泌系

免疫系は, 病原体や異物に対する防御機能を担うシステムです。しかし, 免疫系は単独で働いているのではありません。体の恒常性をより良く維持するために, 免疫系は神経系や内分泌系と互いに密接に影響し合っています。例えば, 神経系は, 神経伝達物質や神経ペプチドを介して, 内分泌系はホルモンを介して, 免疫細胞の働きを調節します。また, 免疫系も免疫細胞やサイトカインの働きを通じて, 神経系や内分泌系にフィードバックしています (図1)。

免疫系と神経系の相互作用

古くから「病は気から」と言われ, 心のもち方や感情の状態が身体の健康に影響を与えていることが, 経験的に受け入れられています。ここでは, 最近の研究成果も交えて, 免疫系と神経系の相互作用について, 紹介します (図2)。

●自律神経系による免疫系の調整

自律神経系は交感神経系と副交感神経系からなり, 交感神経系はストレスや危険に対応して身体を活性化するのに対して, 副交感神経は休息のときに身体をリラックスさせる役割をもっています。自律神経の働きは動物の活動の程度に一致しており, ヒトでは昼間に交感神経優位となるのに対して, 夜行性のマウスではこれが反転して夜間に交感神経優位となります。

興味深いことに免疫細胞の分布を調べると自律神経の働きと一致して昼と夜で違いがみられ, 夜行性のマウスでは活動が盛んな夜間に好中球が皮膚や筋肉などの末梢組織に多く分布するのに対して, リンパ球は二次リンパ組織にとどまる傾向がみられました。くわしく調べると, 交感神経の神経末端から放出されるアドレナリンが異なるメカニズムで好中球とリンパ球に働いていることが示されました。アドレナリンは, 末梢組織の血管に働いて好中球の末梢組織への移動を促進するとともに, リンパ球に働いてリンパ球を二次リンパ組織にとどめていたのです。

これらの結果は, マウスにおいては活動が盛んな夜間に自然免疫で働く好中球

が末梢組織の防御に当たり，リンパ球は二次リンパ組織に集積して異物の侵入に備えていることを示しています。このほかにも，副交感神経の一つである迷走神経の刺激がマクロファージによる炎症性サイトカイン産生を抑制する回路（炎症反射）や，

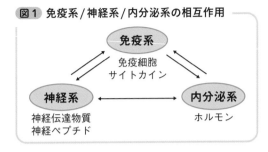

図1 免疫系/神経系/内分泌系の相互作用

免疫系

免疫細胞
サイトカイン

神経系 ←→ 内分泌系

神経伝達物質
神経ペプチド

ホルモン

局所の神経刺激が血管の炎症反応とケモカインの過剰発現を誘導し，中枢神経への免疫細胞の入口を作る回路（ゲートウェイ反射）などが知られており，自律神経系が免疫系の働きを調整している様子が明らかにされつつあります。

●脳にあるリンパ管の発見

　脳は発達したバリアとしての血液脳関門をもつため，通常の組織とは異なり，免疫反応や炎症反応が起こりにくい免疫特権部位としての性質をもっています。また長い間，脳にはリンパ管が存在しないと考えられていたこともこの考えを支持していました。

　しかし，なんと2015年になって脳にもリンパ管が存在することが報告されました。くわしく調べると，脳内の老廃物はまず血管周囲の間質液に放出され，脳内のリンパ管によりリンパ液として回収されていることがわかりました。現在，この脳内に蓄積した老廃物や異物の排泄経路の機能不全がアルツハイマー病などの神経炎症性疾患との関連で注目されています。

　この発見は大変な驚きでした。古い常識だけにしばられないチャレンジが，私たちを新しい発見に導いていくことを示す好例です。

●脳にいるマクロファージの仲間：ミクログリア細胞の役割

　神経組織は，神経細胞とそれをサポートするグリア細胞から構成されています。グリア細胞はアストロサイト，オリゴデンドロサイトとミクログリアに分類され，このうち**ミクログリア**は中枢神経に常在するマクロファージであることが知られています。

　ミクログリアは他の組織のマクロファージと同様に貪食作用やサイトカイン産生能をもち，周囲の環境に反応して中枢神経系において感染や組織損傷に対して

図2 免疫系と神経系

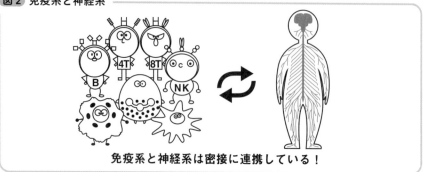

免疫系と神経系は密接に連携している！

防御的に働きます。また，ミクログリアは突起を伸ばし，周囲の神経細胞に異常がないかを監視しています。脳の発生過程においては不要なシナプスの除去などにも関与します。一方，このようなミクログリアの異常や過剰な活性化は，さまざまな神経変性疾患や脳梗塞などの原因や進行に影響する可能性が示されていて，難治性の神経疾患の治療法開発の観点からも注目されています。

　このように免疫系と神経系は相互に密接に連携しています。また，免疫系が広い意味での「危険」から体を守るシステムであることを考えると，危険を感知する痛覚（痛み）と免疫系の相互作用も注目されています。今後の研究によって，免疫系と神経系の関係についてますます理解が深まることが期待されます。

免疫系と内分泌系の相互作用

　生体の恒常性を維持するために，免疫系は内分泌系とも密接に連携しています（図3）。ホルモン分泌の司令塔として働くのが視床下部と下垂体で，視床下部から分泌された神経ホルモンを受け取った下垂体が甲状腺，副腎皮質，性腺などの末梢の内分泌腺にホルモンを分泌させる指令となるホルモンを分泌します。内分泌腺から産生されたさまざまなホルモンは免疫細胞にも作用して，免疫系の働きを調節しています。一方，免疫細胞から放出されるサイトカインも，内分泌細胞に発現するサイトカイン受容体に結合して，内分泌系に影響を与えます。

　ここでは，内分泌系から産生されるホルモンが免疫系に及ぼす影響と，免疫系から内分泌系へのフィードバック作用について代表的な事例を紹介します。

図3 免疫系と内分泌系

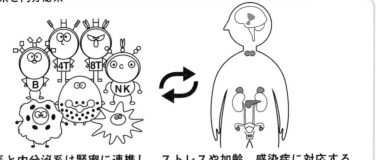

免疫系と内分泌系は緊密に連携し，ストレスや加齢，感染症に対応する

図の簡略化のため，精巣と卵巣を1つの人体内に描いています。

●性腺ホルモンの免疫細胞に及ぼす影響

　性腺ホルモンは性腺で産生されるステロイドホルモンの総称で，卵巣で産生される女性ホルモン（エストロゲン，プロゲステロン）と精巣で産生されるアンドロゲンがあります。これらのホルモンは，免疫細胞に発現する細胞内受容体に結合して，作用を発揮します。

　性腺ホルモンの作用は性差や生殖周期によっても変化しますが，一般に，エストロゲンは免疫応答を促進し，プロゲステロンやアンドロゲンは免疫応答を抑制すると考えられています。つまり，エストロゲンはB細胞やT細胞の分化や増殖を促進し，抗体産生やサイトカイン産生を増加させるのに対して，プロゲステロンやアンドロゲンはこれらに対して抑制的に作用します。

　性腺ホルモンの働きのため，女性は男性よりも感染症に対する抵抗性が高く，自己免疫疾患にかかりやすい傾向にあります。一方，妊娠中はプロゲステロンが高くなり，母体の免疫寛容を促進します。母体の免疫寛容は，自身とは遺伝的に半分が異なる胎児の受け入れを促す一方で，母体の感染症への感受性を高めています。また，免疫細胞から分泌されるサイトカインは，内分泌細胞に発現するサイトカイン受容体に結合して，性腺ホルモンの合成，分泌，代謝，フィードバック調節に影響を与えることができます。

　このように，性腺ホルモンと免疫細胞は双方向的なコミュニケーションをとって，生理的な反応を調整しています。

●グルココルチコイドによる免疫応答の調節

　グルココルチコイドは副腎皮質で産生されるステロイドホルモンの一種で，細胞内受容体に結合して作用を発揮します。グルココルチコイドは生体に投与すると炎症性サイトカインの産生やリンパ球の活性化の抑制などの強い抗炎症作用と免疫抑制作用を示すため，アレルギーや自己免疫疾患の治療に用いられています。一方，生理的なグルココルチコイドの血中濃度を調べると，ヒトで昼間に高く夜間に低値となる規則正しい日内変動を示します（マウスではこれが逆転し，昼間に低く夜間に高くなります）。

　マウスを用いたくわしい解析から，グルココルチコイドはリンパ球に作用してリンパ球を二次リンパ組織に集積させることにより効率的な抗原感作を可能とし，免疫応答を促進することが示されました。このことは，医薬品として一過性に投与されたグルココルチコイドが強い免疫抑制作用を示すのに対して，生理的に日周リズムをもって産生されるグルココルチコイドは，むしろ適切な免疫応答を促すために重要な役割をもつことを示しています。医薬品として汎用されるグルココルチコイドですが，生理的なグルココルチコイドの働きにはまだ不明な点が残されています。

●炎症性サイトカインによる内分泌系に対する作用

　免疫系から内分泌系へのフィードバックは，サイトカインを通じて行われます。視床下部の神経分泌細胞は，外界や体内の情報とともに免疫系からのサイトカインを受け取り，下垂体に向けた神経ホルモンの分泌を調節しています。

　例えば，外傷や病原体の侵入に応答して産生される炎症性サイトカインであるIL-1やTNF α は視床下部を刺激してCRH（corticotropin-releasing hormone）を分泌させ，CRHが下垂体前葉でACTH（adrenocorticotropic hormone）の分泌を促進します。そして，ACTHは副腎皮質からグルココルチコイドの放出を促します。増加したグルココルチコイドは，エネルギー代謝を亢進させて緊急事態への対応を促すとともに，炎症反応と炎症性サイトカイン産生を抑制するフィードバックを機構として働きます。

　ここに示したように，免疫系と内分泌系も緊密に相互作用しながら，生体の恒常性を維持しています。免疫系と内分泌系の相互作用は，ストレス，加齢，感染症に対応するうえで重要であり，その理解は，免疫系や内分泌系に影響を及ぼす疾患に対する新しい治療法を開発するために極めて重要であると考えられます。

免疫学の広がりと深まり(2)

免疫系と代謝系

免疫学は，免疫系が病原体から体をまもるメカニズムを明らかにする学問です。免疫学の発展は，B細胞やT細胞の抗原受容体が遺伝子組換えを経て多様化するメカニズムや自己と非自己の識別など，免疫学に固有の課題の理解に支えられてきました。またその発展過程では，免疫細胞間のコミュニケーションを支えるサイトカインの発見などの新しい発見が相次ぎました。

そして，免疫系の働きをより深く理解するためには，細胞の働きを支える根元的なメカニズムである代謝系と免疫系の関連を理解する必要性が次第に高まりました。ここでは，免疫系と代謝系の関連について紹介します。

免疫系と代謝系の相互作用

　近年の研究から，肥満や糖尿病などの代謝性疾患に炎症性サイトカインが深く関与することや，免疫細胞が機能を発揮する際に，エネルギー代謝が大きく変化することなどが明らかになりました。このような背景から，免疫系と代謝系の相互作用を研究する**免疫代謝**が注目され，活発に研究が進められています。

●代謝性疾患と慢性炎症

　肥満や2型糖尿病などの代謝性疾患にみられる炎症反応は，細菌の侵入を引き金として好中球が急速に集積するような急性炎症とは異なり，炎症の徴候（P.40）を伴わない低レベルの持続した慢性炎症です。肥満は脂肪組織にこのような慢性炎症をもたらし，マクロファージが重要な役割を果たすことが示されています。

　マクロファージには炎症を促進するM1型と炎症を抑制するM2型があります。正常な脂肪組織ではM2マクロファージが優勢ですが，炎症を起こした脂肪組織にはM1マクロファージが集積し，TNF α やIL-6などの炎症性サイトカインを産生しています。産生された炎症性サイトカインは血液を通じて遠隔組織に運ばれ，2型糖尿病にみられるインスリン抵抗性などの全身的な代謝異常を引き起こ

す要因の一つになると考えられています。動物モデルでは脂肪組織の炎症を抑制することでインスリン抵抗性が改善することなども報告されています。

●免疫細胞の機能発現と代謝経路

　ナイーブリンパ球は静かに抗原との出会いを待ち構えますが，ひとたび抗原刺激を受けると急速に活性化してクローン増殖し，エフェクターリンパ球として活発に働きます。このため，リンパ球は活性化するとエネルギーを生み出すための代謝系をスイッチさせます。

　例えば，ナイーブT細胞が抗原刺激を受けて活性化するとグルコースやアミノ酸の取り込みが亢進し，細胞の内部ではATPを産生するエネルギー代謝系が大きく変化します。細胞のATP産生は，主にミトコンドリアでの酸化的リン酸化と細胞質での解糖系により起こります。ナイーブT細胞では酸化的リン酸化が優位ですが，活性化T細胞では解糖系の活動が増加します。解糖系はグルコースからATPを産生する効率では酸化的リン酸化に劣りますが，より迅速にATPを産生でき，代謝中間体によりDNAやRNA産生を促進できるなどの利点があります。このように，細胞レベルの代謝調節も免疫反応の進行に深く関わっています。

●免疫系の働きと栄養・腸内細菌

　グルコース代謝以外にも，さまざまな代謝系が免疫細胞の働きに影響します。アミノ酸はタンパク質の合成に必要です。タンパク質は細胞の主な構成成分であるだけでなく，免疫系で働く抗体やサイトカインもタンパク質です。脂質は細胞膜の構成要素やエネルギー源となります。ビタミンやミネラルも免疫細胞の働きに重要です。食物繊維も腸内細菌のバランスを整える働きをもっています。また腸内細菌が食物繊維から産生する短鎖脂肪酸が，全身の代謝に影響を与える可能性があり，この分野の研究が進行中です。

　ここに示すように，免疫系と代謝系は相互に深く関連しています。代謝の観点から免疫系をより深く理解することにより，代謝性疾患や免疫関連疾患の新しい予防策や治療法の開発につながることが期待されます。

免疫学の広がりと深まり(3)

免疫系と老化・長寿

身体の働きは時間とともに変化します。誕生からどれだけ時間が経過したかを**加齢**と呼び，加齢に伴って身体の機能が低下することを**老化**と呼びます。老化のスピードには大きな個人差があり，その原因やメカニズムについて活発に研究が進められています。ここでは，加齢や老化と免疫系の関係について紹介します（**図1**）。

免疫系と老化・長寿

●老化細胞と慢性炎症

老化にはさまざまな遺伝的要因と環境的要因が関わっています。さまざまな仮説のなかで，活性酸素などによる細胞や遺伝子のダメージやその結果生じる**老化細胞**による**慢性炎症**が加齢関連疾患の要因の1つとして注目されています。

老化細胞はダメージの蓄積によって増殖できなくなった細胞で，加齢に伴って増加してきます。そして，この老化細胞からは免疫系で働くIL-6やIL-8などが分泌され，周辺組織で慢性炎症を促すことがわかってきました。慢性炎症は，生活習慣病でもみられ，低レベルの炎症反応が長期に持続すると組織傷害をもたらします。

一方で，長寿に関わる遺伝子の候補も見つかってきています。なかでもサーチュイン遺伝子はヒストン脱アセチル化酵素をコードしており，この酵素は染色体上の遺伝子のオンとオフを調節して，加齢に伴う細胞の働きを修復して寿命を伸ばす働きをもつ可能性が示されています。この先，老化そのものを予防できるようになれば，「老化」を背景とするさまざまな病気がまとめて予防できるようになるかもしれません。

●加齢に伴う免疫系の変化

免疫系の働きは加齢に伴って徐々に変化し，高齢者では病原体に対する適応免疫応答やワクチン反応の低下がみられます。また慢性的な炎症素因の亢進や自己反応性の増強を伴います。このような加齢に伴う免疫系の働きの変化は**免疫老化**とも呼

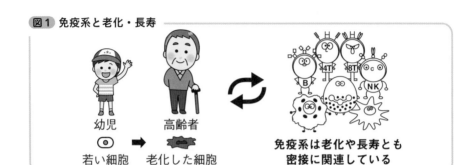

図1 免疫系と老化・長寿

幼児　　高齢者

若い細胞　老化した細胞

免疫系は老化や長寿とも
密接に関連している

ばれ，加齢に伴ってＴ細胞の働きが劣化することが原因の1つと考えられています。

　Ｔ細胞を生み出す胸腺は思春期に最大となりますが，加齢とともに萎縮し60代ではほぼ脂肪組織に置き換わってしまいます。このため，新しいＴ細胞の供給が著しく低下するのですが，免疫系は残存するＴ細胞，特にメモリーＴ細胞の機能や数を変化させてこれに対応しようとします。この過程で生じるＴ細胞レパトアの偏りや老化関連Ｔ細胞の蓄積が，免疫老化に関与すると考えられています。高齢化が進む日本では免疫老化をきっかけとして，感染症，がん，慢性炎症疾患などが増加することも懸念されます。

●スーパー長寿者の免疫系

　さて，免疫の働きは老化や長寿とも関係がありそうです。スーパーセンチナリアンと呼ばれる110歳以上の長寿者の免疫系の特徴を調べた研究によると，長寿者には血液中のＴ細胞の構成に大きな特徴があることが示されました。対照群と比較すると，キラーＴ細胞が増加しており，なかでもヒトの血液にはあまり存在しないはずのCD4陽性キラーＴ細胞を多く含むことが見つかりました。さらにこのCD4陽性キラーＴ細胞についてＴ細胞受容体を調べてみると，その多くが同一のＴ細胞受容体を発現していました。スーパーセンチナリアンで増加しているＴ細胞は，何か特定の抗原を認識してクローン増殖したのか，はたまた著しい加齢の結果として蓄積しているのか，長寿との関連において興味がもたれます。

　このように，免疫系は加齢や老化とも深く関わっています。加齢に伴って蓄積する老化細胞や老化細胞が引き起こす慢性炎症は老化に関連するさまざまな身体的な変化と密接に関連します。老化に関連する疾患の予防や治療法の開発においても，加齢に伴う免疫系の変化に関する深い理解が必要です。

「わたし」と「はかせ」

　「わたし」と「はかせ」の物語りは，これでおしまいです。「わたし」は「はかせ」のおかげで，迷路に迷い込むこともなく，「わたしの体」の免疫の仕組みを眺めることができました。免疫部隊の仲間も，すっかりおなじみです。活躍の様子がありありと思い出されます。

　「はかせ」といっしょの記念写真は「わたし」のお気に入りです。「はかせ」に免疫の仕組みを説明してもらった時間は，長かったようで，あっという間でした。

　「どうだい，おもしろかった？」
　久しぶりに「はかせ」の声が聞こえました。
　「ええ，とても」
　「よかった。知りたいことがあったら，またいつでもどうぞ」
　「はかせ」が「わたし」の中にいるなんて，今も不思議でなりません。
　「お楽しみは，これからだよ」
　「はかせ」の声がやさしく聞こえました。

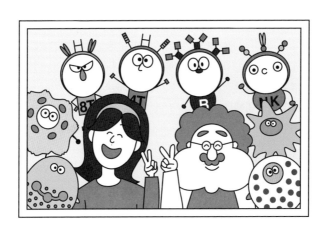

復習問題

本書の内容への理解が深まるよう，章ごとに穴埋め問題を作成しました。▶▶ で示した項目の解説も参照しながら，空欄に入る言葉を考えてみましょう。（解答はP.276）

第1章の復習問題

- 免疫は，（ ① ）を免れる（まぬがれる）ための働きである。　　　　　　▶▶ 1-1
- 免疫は，自己と（ ② ）を区別して認識している。　　　　　　　　　　　▶▶ P.15
- 感染症を引き起こす微生物を（ ③ ）と呼ぶ。　　　　　　　　　　　　　▶▶ 1-2
- 病原体は，細菌，真菌，（ ④ ），寄生虫に分類できる。　　　　　　　　▶▶ 1-3
- 同じ病原体の再感染を防ぐ性質は（ ⑤ ）と呼ばれる。　　　　　　　　　▶▶ 1-4

第2章の復習問題

- 免疫で働く細胞は，血液細胞の中の（ ① ）である。　　　　　　　　　　▶▶ 2-1
- 免疫細胞は，病原体を認識するための（ ② ）をもっている。　　　　　　▶▶ 2-3
- （ ③ ）レセプターは，病原体に固有の大きい連続した構造を認識する。　▶▶ 2-3
- （ ④ ）レセプターは，小さな部分的な構造を認識する。　　　　　　　　▶▶ 2-3
- 病原体の侵入後，（ ⑤ ）が直ちに働き，続いて（ ⑥ ）が働く。　　　▶▶ 2-4
- 自然免疫の中心は，（ ⑦ ）（マクロファージ，好中球，樹状細胞）である。▶▶ 2-5
- 適応免疫の中心は，（ ⑧ ）（B細胞・T細胞）である。　　　　　　　　　▶▶ 2-6
- リンパ球が生まれる組織は，（ ⑨ ）リンパ組織である。　　　　　　　　▶▶ 2-7
- 適応免疫反応が始まる組織は，（ ⑩ ）リンパ組織である。　　　　　　　▶▶ 2-7

第3章の復習問題

- 皮膚と粘膜は，病原体に対する（ ① ）として働く。　　　　　　　　　　▶▶ 3-1
- 侵入した病原体に対して自然免疫が働き，（ ② ）が起きる。　　　　　　▶▶ 3-2

- マクロファージの主な役割は，食作用と（ ③ ）の産生である。　　　▶▶ 3-4
- 炎症性サイトカインは，（ ④ ）を動員する炎症反応の引き金として働く。　▶▶ 3-4
- 好中球の主な役割は，（ ⑤ ）である。　　　　　　　　　　　　　▶▶ 3-5
-（ ⑥ ）は，マクロファージや好中球の食作用を増強する。　　　　　▶▶ 3-6
- ウイルスに感染した上皮細胞や粘膜細胞は，（ ⑦ ）を産生する。　　▶▶ 3-7
- 自然免疫反応において，ウイルス感染細胞を破壊するのは（ ⑧ ）である。　▶▶ 3-8
- 病原体を検出した樹状細胞は，（ ⑨ ）へ移動して病原体の侵入を伝える。　▶▶ 3-9

第4章の復習問題

- 適応免疫反応は，（ ① ）な反応であるといえる。　　　　　　　　▶▶ 4-1
- 適応免疫で働くB細胞やT細胞は，無限といえる（ ② ）をもつ。　　▶▶ 4-2
- 適応免疫反応の開始には，リンパ球の（ ③ ）増殖が不可欠である。　▶▶ 4-3
- 適応免疫で働くリンパ球が自己を攻撃しない性質を（ ④ ）と呼ぶ。　▶▶ 4-4
- 免疫記憶は，（ ⑤ ）免疫の特徴であり，（ ⑥ ）が担う。　　　▶▶ 4-5
- B細胞レセプターは分泌されて（ ⑦ ）となる。　　　　　　　　　▶▶ 4-6
- T細胞レセプターは（ ⑧ ）分子に提示された抗原の断片を認識する。　▶▶ 4-6
- 適応免疫反応は，（ ⑨ ）によるT細胞への抗原提示で始まる。　　　▶▶ 4-7
- キラーCD8T細胞の主な役割は，（ ⑩ ）の破壊である。　　　　　▶▶ 4-8
- ヘルパーCD4T細胞は，（ ⑪ ）を産生して免疫反応の進み方を調節する。　▶▶ 4-9
- 適応免疫反応は，（ ⑫ ）性免疫と（ ⑬ ）性免疫に分類でき，抗体が主役
  となるのは，（ ⑭ ）性免疫である。　　　　　　　　　　　　　▶▶ 4-12

第5章の復習問題

- すべての血液細胞は，骨髄にいる（ ① ）から生まれる。　　　　　▶▶ 5-1
- B細胞は，（ ② ）で分化し，T細胞は，（ ③ ）で分化する。　　▶▶ 5-1
- リンパ球の抗原レセプターは，（ ④ ）を経て多様化する。　　　　▶▶ 5-2
- 自己寛容は，（ ⑤ ）寛容と（ ⑥ ）寛容の2段階を経て生み出される。　▶▶ 5-3
- 自己反応性B細胞は，骨髄で（ ⑦ ）を受けて除去される。　　　　▶▶ 5-4
- T細胞は，胸腺で（ ⑧ ）の選択と（ ⑨ ）の選択を受ける。　　▶▶ 5-5
- 自己反応性T細胞は，胸腺で（ ⑩ ）を受けて除去される。　　　　▶▶ 5-6

第6章の復習問題

● 免疫細胞が移動経路とする脈管系は，（①）系と（②）系である。　　▶▶ 6-1

● 適応免疫反応が始まるのは（③）リンパ組織である。　　▶▶ 6-2

● 免疫細胞のうち，（④）だけが再循環して二次リンパ組織を巡回できる。　　▶▶ 6-3

● リンパ球は（⑤）を通過してリンパ節とパイエル板に移動する。　　▶▶ 6-3

● 樹状細胞は（⑥）リンパ管を通って，末梢組織からリンパ節に移動する。　　▶▶ 6-4

● 樹状細胞による（⑦）の活性化が，適応免疫反応の始まりである。　　▶▶ 6-4

第7章の復習問題

● 抗体の主な働きは，毒素や病原体の「（①）」と「オプソニン作用」および
「補体活性化」に分類できる。　　▶▶ 7-1

● 通常，B細胞による抗体産生は（②）に依存的である。　　▶▶ 7-2

● B細胞は，免疫応答の初めに（③）クラスの抗体をつくる。　　▶▶ 7-3

● 抗体のクラススイッチは，抗体の（④）に影響しない。　　▶▶ 7-4

● 体細胞高頻度変異により，抗体の（⑤）が起きる。　　▶▶ 7-5

● 抗体は，以下のとおり，クラスごとに異なった働きを担う。

　・（⑥）は，五量体構造をもち，補体を活性化するちからが最も強い。　　▶▶ 7-6

　・（⑦）は，血液中に最も多く含まれる抗体。胎盤通過能，オプソニン作用，
　　ADCC活性をもつ。　　▶▶ 7-6

　・（⑧）は，粘膜の保護に重要。母乳にも含まれている。　　▶▶ 7-6

　・（⑨）は，マスト細胞の高親和性（⑨）レセプターに結合して働く。　　▶▶ 7-6

第8章の復習問題

● 免疫系は，病原体の（①）や（②）に応じて防御する。　　▶▶ 8-1

● ナイーブCD4T細胞は，病原体に応じた（③）に分化する。　　▶▶ 8-2

● Th1細胞は，（④）や（⑤）に対する免疫反応を促進する。　　▶▶ 8-3

● Th2細胞は，（⑥）に対する免疫反応を促進する。　　▶▶ 8-3

● Tfh細胞は，濾胞で起きる（⑦）を促進する。　　▶▶ 8-3

● Th17細胞は，（⑧）が関わる免疫反応を促進する。　　▶▶ 8-4

- 誘導性Treg細胞は，免疫応答を（ ⑨ ）する働きをもつ。　　　　▶ 8-4
- キラーCD8T細胞は，（ ⑩ ）細胞を破壊する。　　　　　　　　▶ 8-5
- 免疫応答は（ ⑪ ）と（ ⑫ ）のバランスをとりながら進む。　▶ 8-7
- 一次免疫応答は，自然免疫に始まり（ ⑬ ）へと進む。　　　　▶ 8-8
- 免疫記憶は，長寿命の（ ⑭ ）が担う。　　　　　　　　　　　▶ 8-9

第9章の復習問題

- アレルギーは，無害な（ ① ）に対する過剰な免疫反応である。　▶ 9-1
- 花粉症は，（ ② ）型アレルギーである。　　　　　　　　　　▶ 9-2
- Ⅰ型アレルギーは（ ③ ）細胞と（ ④ ）が関与する即時型アレルギーである。
　　　　　　　　　　　　　　　　　　　　　　　　　　　　　　▶ 9-3
- 自己免疫疾患は，（ ⑤ ）に対する過剰な免疫反応である。　　▶ 9-4
- 自己免疫疾患では，（ ⑥ ）が働かなくなっている。　　　　　▶ 9-4
- 臓器特異的自己免疫疾患は，臓器特異的な（ ⑦ ）抗原に対して起きる。　▶ 9-5
- 全身性自己免疫疾患は，（ ⑧ ）に分布する自己抗原に対して起きる。　▶ 9-5
- 免疫不全症は，免疫系が十分に働かないために（ ⑨ ）を繰り返す。　▶ 9-6
- 原発性免疫不全症は，（ ⑩ ）要因による免疫不全症。　　　　▶ 9-6
- 続発性免疫不全症は，（ ⑪ ）要因による免疫不全症。　　　　▶ 9-6

第10章の復習問題

- がん細胞は，（ ① ）を蓄積して段階的に悪性化する。　　　　▶ 10-1
- がん細胞に対する（ ② ）により，発がんが防がれている。　　▶ 10-1
- がん細胞は，もともと自己細胞であり抗原性が（ ③ ）。　　　▶ 10-2
- がん細胞は，さまざまな機構で免疫監視から（ ④ ）する。　　▶ 10-2
- がんの免疫療法には，ワクチン療法，（ ⑤ ），細胞療法がある。　▶ 10-3
- 免疫チェックポイント阻害剤は，がんに対する免疫応答を（ ⑥ ）する。　▶ 10-3
- 臓器移植のドナーとレシピエントは，（ ⑦ ）の関係にある。　▶ 10-4
- 臓器移植では，免疫系による移植臓器の（ ⑧ ）が問題となる。　▶ 10-4
- 免疫系は，（ ⑨ ）の型が違う移植臓器を異物と認識してしまう。　▶ 10-5
- （ ⑩ ）によって，臓器移植の成功率が大幅に向上した。　　　▶ 10-5

付録
1

復習問題

国家試験問題にチャレンジ！

医師，歯科医師，薬剤師，看護師，臨床検査技師
の国家試験問題から，免疫学に関連する基本的な
94問を収録しました。本書で学んだことを手が
かりに力試しをしてみましょう。（解答と，関連
する本書の項目は P.277～）

医：医師
歯：歯科医師
薬：薬剤師
看：看護師
検：臨床検査技師

問題 1 自然免疫に関与するのはどれか。（**医**）

a）NK 細胞　　b）形質細胞　　c）ヘルパーT 細胞

d）細胞傷害性T 細胞　　e）B リンパ球（B 細胞）

問題 2 細菌の内毒素（エンドトキシン）に関する記述のうち，誤っているのはどれか。１つ選べ。（**薬**）

1）グラム陰性菌外膜の成分である。

2）主成分はタンパク質である。

3）外毒素に比べ，加熱処理に対して安定である。

4）細菌の種類により，構造的な多様性がある。

5）宿主の免疫反応をかく乱し，ショック症状を起こす。

問題 3 自然免疫に関する記述のうち，誤っているものはどれか。（**薬**）

a）好中球，マクロファージ，樹状細胞などに発現する Toll 様レセプター（TLR）は，微生物に由来する特徴的な分子構造を認識する。

b）樹状細胞は，抗原提示能力の高い細胞であり，抗原に初めて出会うT 細胞を活性化できる。

c）補体は，抗原刺激により脾臓でつくられ，血液中に放出される多種類のタンパク質の総称である。

d）ナチュラルキラー（NK）細胞は，ウイルス感染細胞や癌細胞を攻撃するほかに，抗体依存性細胞性細胞障害（ADCC）反応のエフェクター細胞として働く。

問題 4 細菌に対する自然免疫で誤っているのはどれか。（**検**）

1）Toll 様受容体が細菌を認識する。
2）好中球は血中から炎症箇所に移動する。
3）リゾチームは鼻の粘膜でのバリアーとなる。
4）補体活性化経路のうち古典経路が主として働く。
5）樹状細胞は抗原提示により獲得免疫への橋渡しを行う。

問題 5 補体の活性化と機能に関する記述のうち，正しいのはどれか。2つ選べ。（**薬**）

1）補体の3つの活性化経路には，いずれもキナーゼ（リン酸化酵素）の連鎖反応が関わっている。
2）補体活性化の古典経路は，レクチンが微生物表面のマンノースやマンナンを認識することで始まる。
3）C3aやC5aは，過剰な炎症反応を抑制する。
4）病原体の表面にC3bが結合すると，C3b受容体を介して食細胞による病原体の貪食が促される。
5）C5bの生成は，膜侵襲複合体（MAC）形成の引き金となり，病原体が破壊される。

問題 6 補体成分C3bの作用について正しいのはどれか。（**検**）

1）好中球を遊走させる。
2）好中球の貪食を促進する。
3）白血球からリソソームを放出させる。
4）アナフィラトキシンとしての活性がある。
5）リンパ球に結合し抗体産生を亢進させる。

問題 7 ウイルスに感染した上皮細胞を直接傷害するものを I つ選べ。（**歯**）

a）顆粒球　　　b）NK細胞　　　c）樹状細胞　　　d）肥満細胞　　　e）マクロファージ

問題 8 自然免疫系に認識される，グラム陰性菌に特徴的な構造を I つ選べ。（**薬**）

1）フラジェリン　　　2）ペプチドグリカン
3）リポ多糖（リポポリサッカライド：LPS）
4）二本鎖RNA（dsRNA）　　　5）β - グルカン

問題 9 炎症の症候はどれか。すべて選べ。（**歯**）

a）腫脹　　b）疼痛　　c）発赤　　d）発熱　　e）出血

問題 10 1950年代後半，F.M.バーネットは，多様な抗原に対して特異的な免疫応答が起こるしくみを説明するためにクローン選択説を提唱した。クローン選択説の内容に合致する記述はどれか。2つ選べ。（**薬**）

1）リンパ球の抗原受容体の多様性は，受容体ポリペプチド鎖がさまざまな抗原を鋳型として，それぞれに特異的な折りたたまれ方をすることで生み出される。

2）個体発生の段階で多様なリンパ球クローンが生成し，その中から特定の抗原と結合する受容体をもつクローンが選択され増殖する。

3）ある抗原に反応するリンパ球は，その抗原とは異なる抗原に結合する抗体を分泌する細胞に分化する。

4）自己成分に強く反応するリンパ球クローンは，免疫系が未成熟な時期に周囲の自己成分と接触することにより除去される。

問題 11 T細胞系，B細胞系がともに障害される原発性免疫不全症はどれか。（**医**）

a）慢性肉芽腫症　　b）重症複合免疫不全症　　c）無ガンマグロブリン血症

d）Chédiak-Higashi症候群　　e）DiGeorge症候群

問題 12 免疫に関する記述のうち，正しいのはどれか。2つ選べ。（**薬**）

1）自然免疫及び獲得免疫は，無脊椎動物からヒトまで共通して存在する防御機構である。

2）ヒトにおける自然免疫による防御機構は，マクロファージ，ナチュラルキラー（NK）細胞，樹状細胞や好中球などが担っている。

3）抗原提示細胞は，主に，非自己のT細胞に抗原を提示する。

4）Toll様受容体（TLR）は，マクロファージや樹状細胞に存在する。

問題 13 免疫応答で正しいのはどれか。（**検**）

1）一次反応でIgMはIgGに遅れて出現する。

2）二次反応でIgMは出現しない。

3）二次反応で記憶B細胞が生じる。

4）二次反応は初回と異なる抗原を2回目に投与したとき起きる。

5）一次反応より二次反応の方が多くの抗体が産生される。

問題14 生体防御反応に関する記述のうち，正しいのはどれか。2つ選べ。（薬）

1) 好中球やマクロファージには，抗菌ペプチドが存在する。

2) 唾液中のβ-アミラーゼは，グラム陰性菌の細胞壁のペプチドグリカンを分解して殺菌効果を示す。

3) ラクトフェリンは，亜鉛を含むタンパク質であり，ヒトの母乳に大量に含まれ，細菌やウイルスに対して幅広い防御効果を示す。

4) 急性期タンパク質は，微生物の感染によって血清中で急激に増加する。

問題15 感染症と免疫応答に関する記述のうち，正しいものを2つ選べ。（薬）

a) 細菌表面にオプソニンが結合すると，マクロファージや好中球による貪食が促進される。

b) アナフィラトキシンは，マスト細胞（肥満細胞）や好中球の脱顆粒を誘導し，炎症性化学伝達物質を遊離させる。

c) 細菌侵入の局所に最初に集積する細胞は，リンパ球である。

d) 感染時にマクロファージから産生される主なサイトカインは，インターロイキン-1（IL-1）と腫瘍壊死因子α（TNF-α）である。

問題16 感染防御に関する記述のうち，正しいのはどれか。2つ選べ。（薬）

1) ケモカインは，好中球及びマクロファージを感染局所に誘引するが，好酸球には作用しない。

2) マクロファージの細胞膜に存在するToll様レセプター（TLR）は，細菌表面の特徴的な構造を認識する免疫グロブリンである。

3) 好中球のNADPHオキシダーゼにより，スーパーオキシドアニオンが生成する。

4) 細胞小器官の一つであるゴルジ体は，細菌を取り込んだ食胞（ファゴソーム）と融合し，食胞内の細菌の消化・分解を促す。

5) インターフェロン（IFN）-γは，マクロファージを活性化し，その殺菌作用を強化する。

問題17 遺伝子再構成で多様性を獲得するのはどれか。2つ選べ。（歯）

a) B細胞　　b) T細胞　　c) NK細胞　　d) 樹状細胞　　e) 肥満細胞

問題18 補体に関する記述のうち，正しいのはどれか。2つ選べ。（**薬**）

1）補体は主として，感染時に抗原刺激をうけたB細胞により産生される。

2）補体は，その遺伝子が再構成されて，多様な抗原結合特異性を獲得する。

3）補体成分の分解生成物の中には，血管透過性を亢進させるものがある。

4）病原体の表面に結合したC3bは，食細胞による取り込みを促進する。

5）補体系の活性化は，病原体表面に結合した抗体が補体成分を加水分解することにより始まる。

問題19 初期感染における病原性細菌に対する防御応答で最初に起こるのはどれか。1つ選べ。（**歯**）

a）好中球の遊走　　b）補体の活性化　　c）形質細胞による抗体産生

d）マクロファージによる貪食　　e）T細胞によるサイトカインの産生

問題20 細菌に対する自然免疫の機能で誤っているのはどれか。（**検**）

1）Toll様受容体が菌体成分を認識する。

2）補体系では主として古典経路が働く。

3）好中球は血中から炎症箇所に移動する。

4）粘膜を覆っている粘液には抗菌作用がある。

5）樹状細胞は抗原提示により獲得免疫への橋渡しを行う。

問題21 下半身のリンパ液が集まる脈管はどれか。1つ選べ。（**薬**）

1）右リンパ本幹　　2）胸管　　3）右鎖骨下動脈　　4）腹大動脈　　5）下大静脈

問題22 T細胞が分化・成熟する一次リンパ器官はどれか。1つ選べ。（**薬**）

1）リンパ節　　2）胸腺　　3）脾臓　　4）副腎　　5）骨髄

問題23 白血球に関する記述の正誤について正しいものを2つ選べ。（**薬**）

a）白血球には，顆粒白血球，リンパ球，単球がある。

b）顆粒白血球には核があるが，リンパ球と単球にはない。

c）顆粒白血球の中では，好中球の数が一番多い。

d）顆粒白血球の核の分葉数は，その細胞の成熟に伴い減少する。

問題24 ヒトのリンパ系に関する記述のうち，正しいものの組合せはどれか。（薬）

a）リンパ液は，末梢の毛細リンパ管において細胞間隙の組織液の一部が吸い取られた
　 もので，最終的には動脈に合流する。

b）胸管には右上半身と左右下半身のリンパ液が集まり，全身の約4分の3のリンパ液
　 がこの管を通ることになる。

c）リンパ液は，血液体循環に戻る前に，リンパ節を通過する。

d）リンパ球は，高内皮細静脈という特殊な内皮細胞で囲まれる静脈の壁を通り抜け
　 て，血管からリンパ節に入ることができる。

e）リンパ節は，樹状細胞によるT細胞への抗原提示などの免疫反応の起こる場であ
　 り，二次リンパ器官に分類される。

1）(a, b, c)　　2）(a, b, e)　　3）(a, c, d)　　4）(b, d, e)　　5）(c, d, e)

問題25 ヒトの免疫組織に関する記述のうち，正しいものの組合せはどれか。（薬）

a）骨髄には，全ての血液細胞の起源となる造血幹細胞が存在する。

b）未成熟T細胞の多くは，胸腺においてネクローシスにより死滅する。

c）脾臓は，古くなったリンパ球の破壊のほか，二次リンパ器官（免疫反応の場）とし
　 ての役割を有する。

d）リンパ節には，血液からリンパ球が入るための高内皮細静脈が存在する。

e）パイエル板のM細胞は，血液中の抗原を取り込み，抗原提示を行う。

1）(a, b, c)　　2）(a, b, d)　　3）(a, c, d)

4）(a, c, e)　　5）(b, c, e)　　6）(b, d, e)

問題26 免疫系における胸腺の役割に関する記述のうち，正しいものを2つ選べ。（薬）

1）T細胞の前駆細胞は骨髄で作られた後，胸腺に移動して分化・成熟する。

2）胸腺において，T細胞抗原受容体の遺伝子の再構成が起こる。

3）胸腺は，成人において造血が行われる主要な器官である。

4）胸腺は，二次リンパ器官の一つである。

5）B細胞は主として胸腺で産生され，リンパ節で分化・成熟する。

問題27 ヒトの免疫系の組織と細胞に関する記述のうち, 正しいのはどれか。2つ選べ。(薬)

1) 骨髄では, 造血幹細胞が分裂している。
2) 胸腺では, B細胞が正の選択と負の選択を受け, 形質細胞へと分化する。
3) リンパ節では, 高内皮細静脈から移行したT細胞が, 樹状細胞に対して抗原提示をする。
4) 肝臓では, 老化した赤血球が除去される一方で, 血液中の抗原に対する免疫応答が行われる。
5) 小腸のパイエル板では, 上皮層のM細胞を介して取り込まれた抗原に対する免疫応答が行われる。

問題28 免疫に関する記述のうち, 正しいのはどれか。2つ選べ。(薬)

1) ナチュラルキラー (NK) 細胞は, あらかじめ抗原感作を受けなくとも, 腫瘍細胞やウイルス感染細胞を傷害する。
2) マクロファージの表面にあるToll様レセプターは, 細菌の菌体成分の識別のための受容体としてはたらく。
3) 好中球が同一の異物により反復刺激を受けると, 記憶細胞となり食作用が増強される。
4) T細胞は, 細胞表面に免疫グロブリンをもたないため, 抗原を認識することができない。
5) 肥満細胞 (マスト細胞) は, 細胞表面の主要組織適合遺伝子複合体 (MHC)クラスⅡ分子により抗原を認識する。

問題29 抗体産生に関わる免疫細胞の役割に関する記述のうち, 正しいのはどれか。2つ選べ。(薬)

1) 抗体産生細胞 (形質細胞) は, T細胞が抗原刺激を受け分化した細胞である。
2) 抗体産生には, 2型ヘルパーT (Th2) 細胞が分泌するIL-4, IL-5, IL-6などのサイトカインが重要である。
3) マクロファージや樹状細胞は, 抗原断片を主要組織適合遺伝子複合体 (MHC) クラスⅠ分子に結合させ, ヘルパーT細胞に対して提示する。
4) 活性化されたT細胞の分泌するIL-2は, キラーT細胞の増殖及び分化には関与するが, ヘルパーT細胞には作用しない。
5) 抗原によるリンパ球活性化における共刺激シグナル (補助シグナル) は, 抗原受容体とは異なる細胞膜成分を介する。

問題30 血小板の前駆細胞はどれか。１つ選べ。（**薬**）

1) 赤芽球　　2) 肥満細胞　　3) 巨核球　　4) マクロファージ　　5) 形質細胞

問題31 細胞傷害性のリンパ球を誘導する実験を（1）〜（4）の手順で行った。この実験に関する記述のうち，正しいのはどれか。2つ選べ。（**薬**）

> （1）系統が異なる系統A及び系統Bのマウスから脾臓を摘出し細胞を単離した。
> （2）系統Aのマウス由来の脾臓細胞にX線を照射し，細胞の増殖能を失わせた。
> （3）（2）でX線照射した脾臓細胞及び無処理の系統Bのマウス由来の脾臓細胞を混合し，5日間培養した。
> （4）新たに，系統Aあるいは系統Bのマウスから単離した組織の細胞を標的細胞として用い，（3）で培養した脾臓細胞と混合した後，それぞれの標的細胞に対する細胞傷害活性を調べた。

1) 系統B由来のマウスを標的細胞として用いたときに細胞傷害が観察される。
2) （3）で培養した脾臓細胞からT細胞を除去すると，細胞傷害性が低下する。
3) （3）の培養中に，系統Bのマウス由来のリンパ球の増殖が認められる。
4) 系統A及び系統Bのマウスの間で，主要組織適合遺伝子複合体（MHC）の差異が小さい場合には，細胞傷害性が高くなる。

問題32 免疫機能に関与する細胞はどれか。（**看**）

1) 血小板　　2) 白血球　　3) 網赤血球　　4) 成熟赤血球

問題33 貪食能を有し，単球に由来する細胞はどれか。１つ選べ。（**薬**）

1) B細胞　2) ヘルパーT細胞　3) 形質細胞　4) マクロファージ　5) 肥満細胞

問題34 造血幹細胞について正しいのはどれか。2つ選べ。（**医**）

a) 多分化能を有する。
b) 自己複製能を有する。
c) 次第に老化し枯渇する。
d) 骨髄微小環境との相互関係はない。
e) ほとんどが細胞周期の分裂期にある。

問題35 貪食能を有する細胞はどれか。(**看**)
1) 好酸球　2) Bリンパ球　3) 線維芽細胞　4) 血管内皮細胞　5) マクロファージ

問題36 免疫担当細胞について正しいのはどれか。(**検**)
1) NK細胞はCD8陽性である。
2) Th1細胞は抗体産生を促進する。
3) Treg細胞は免疫応答を促進する。
4) Th2細胞は細胞性免疫を促進する。
5) キラーT細胞はMHCクラスⅠ発現細胞を殺傷する。

問題37 T細胞について正しいのはどれか。(**医**)
a) 形質細胞に分化する。
b) 自然免疫系に分類される。
c) 末梢血リンパ球の約20%を占める。
d) 細胞傷害性T細胞はCD4陽性である。
e) 後天性免疫不全症候群〈AIDS〉では CD4/CD8比が低下する。

問題38 リンパ球で正しいのはどれか。1つ選べ。(**検**)
1) B細胞は骨髄で産生される。
2) NK細胞は免疫グロブリンを産生する。
3) 成熟T細胞はトロンボポエチンを産生する。
4) 健常成人の末梢血ではT細胞よりもB細胞が多い。

問題39 ある免疫担当細胞が腫瘍細胞を認識する機構の模式図を示す。アはどれか。
1つ選べ。(**歯**)
a) 形質細胞
b) マクロファージ
c) ヘルパーT細胞
d) 細胞傷害性T細胞
e) ナチュラルキラー細胞

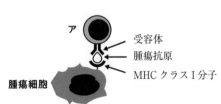

問題40 ヒトの免疫担当細胞に関する記述のうち，正しいものを2つ選べ。（薬）

1) 特異的な抗原を認識したB細胞は，ヘルパーT細胞の助けを受けて，抗体産生細胞へと分化する。

2) マクロファージの細胞表面にあるFc受容体は，外来菌体成分と直接結合する。

3) 肥満細胞は，B細胞に対する抗原提示能を有する。

4) 活性化したヘルパーT細胞上に発現したCTLA-4（細胞傷害性Tリンパ球抗原-4）分子は，その細胞自身に抑制性シグナルを伝える受容体として働く。

5) ナチュラルキラー細胞は，抗原感作を受けて初めて腫瘍細胞やウイルス感染細胞に対する傷害性を有する。

問題41 各種Tリンパ球〈T細胞〉とその働きの組合せで正しいのはどれか。（医）

a) Th1細胞 ──────── マクロファージの活性化

b) Th2細胞 ──────── 好中球の活性化

c) Th17細胞 ──────── 好酸球の活性化

d) 細胞傷害性T細胞 ──────── 抗体産生の誘導

e) 制御性T細胞〈Treg〉 ──── IL-6産生の誘導

問題42 造血幹細胞の特徴で正しいのはどれか。（医）

a) 止血作用　 b) 貪食作用　 c) 酸素運搬能　 d) 自己複製能　 e) 血栓溶解作用

問題43 形質細胞に分化するのはどれか。I つ選べ。（歯）

a) B細胞　　 b) 好中球　　 c) 樹状細胞　　 d) 肥満細胞　　 e) マクロファージ

問題44 HLAクラスII抗原をもつ細胞はどれか。（検）

1) 血小板　　 2) 好中球　　 3) 赤血球　　 4) NK細胞　　 5) マクロファージ

問題45 免疫担当細胞について正しいのはどれか。（検）

1) 好塩基球は貪食能を持つ。

2) NK細胞はIFN-γを産生する。

3) 好中球は遅延型過敏反応に関与する。

4) Th2細胞は主に細胞性免疫に関与する。

5) CD4陽性T細胞はMHCクラスIIを発現する。

問題46 免疫担当細胞に関する記述のうち，正しいのはどれか。2つ選べ。(薬)

1) B細胞は骨髄で発生・分化し，抗体の遺伝子再編成を経た後，二次リンパ器官に移動して，成熟B細胞となる。

2) 樹状細胞は，マクロファージと異なり，MHCクラスⅡによる抗原提示をしない。

3) キラーT細胞は，MHCクラスⅡにより提示された抗原をT細胞受容体により認識し，細胞傷害活性を示す。

4) ナチュラルキラー細胞は自然免疫系で働くリンパ球で，細胞傷害活性を示すだけでなく，インターフェロンγ（IFN-γ）を産生する。

5) CD8分子を表面に有する成熟T細胞は，産生する特徴的なサイトカインの特性により，Th1細胞，Th2細胞，Th17細胞に分類される。

問題47 B細胞が抗原認識によって分化した抗体産生細胞はどれか。(看)

1) マクロファージ　　2) 形質細胞　　3) 肥満細胞　　4) T細胞

問題48 主要組織適合複合体(MHC)に関する記述のうち，正しいものを2つ選べ。(薬)

a) クラスⅡは，膜貫通タンパク質の重鎖（heavy chain）と，それに非共有結合したβ_2ミクログロブリンからなる。

b) クラスⅡは，マクロファージ，樹状細胞，B細胞などで発現している。

c) クラスⅠとクラスⅡは，細胞外と細胞質のタンパク質抗原由来ペプチドをそれぞれ提示する。

d) ヒトのMHCは，HLAともよばれ，その遺伝子は多型性を示す。

問題49 MHCクラスⅡ分子を発現している細胞はどれか。(検)

1) 赤血球　　2) 血小板　　3) 好中球　　4) T細胞　　5) B細胞

問題50 MHC分子について正しいのはどれか。2つ選べ。(検)

1) クラスⅠ分子はヘルパーT細胞と結合する。

2) クラスⅠ分子は外から入ってきた蛋白抗原を提示する。

3) クラスⅡ分子にはHLA-DR，DQ，DPがある。

4) クラスⅡ分子はマクロファージに発現している。

5) クラスⅡ分子にはβ_2-ミクログロブリンが結合している。

問題51 主要組織適合遺伝子複合体（MHC）に関する記述のうち，誤っているのはどれか。1つ選べ。（薬）

1) MHCが同一個体内で遺伝子再編成することにより，多様な免疫応答が可能となる。

2) MHC分子は，移植片拒絶反応を引き起こす抗原として発見されたものである。

3) MHC分子は，父親と母親に由来するMHCの両方から発現する。

4) MHCクラスⅡ分子は，主に活性化マクロファージ，樹状細胞，B細胞において発現している。

5) T細胞抗原受容体（TCR）は，自己のMHC分子と抗原ペプチド断片の複合体を認識する。

問題52 下図は，ある抗原をマウスに投与したときの血液中の抗体価を調べた実験結果である。実験では，同一の抗原を矢印（1）及び（2）で示す時期に投与した。曲線A及びBは，それぞれIgGあるいはIgMのいずれかの測定値である。これに関連する記述のうち，正しいのはどれか。2つ選べ。（薬）

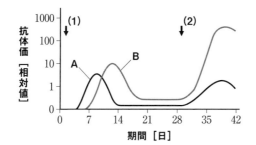

1) 曲線AはIgG，曲線BはIgMの測定値をそれぞれ示している。

2) 曲線Bの30日目以降に認められる抗体価の急激な上昇には，記憶細胞の形成が関与する。

3) （2）の抗原投与の後，曲線Bのように急激に抗体価が上昇する現象は，自然免疫の特徴である。

4) （2）の抗原投与の後，曲線Aに比べ曲線Bがより顕著に上昇する現象には，抗体のクラススイッチが関与する。

問題53 抗体に関する記述のうち，正しいものの組合せはどれか。（薬）

a）IgMは初回の免疫により分泌される主要な抗体である。

b）IgEは健常人の血液中で最も濃度の低い抗体である。

c）IgGとIgMは胎盤を通過できる。

d）IgAを消化液中での分解から保護する分泌成分は，小腸上皮細胞のポリIg受容体に由来する。

e）IgMからIgAへのクラススイッチにはインターロイキン-1が関与する。

> 1）（a，b，c）　　2）（a，b，d）　　3）（a，b，e）
>
> 4）（b，c，d）　　5）（b，c，e）　　6）（c，d，e）

問題54 免疫グロブリン分子に関する記述のうち，正しいものを2つ選べ。（薬）

a）免疫グロブリン分子と抗原との間には，ファンデルワールス力や疎水性結合などの分子間引力が働く。

b）免疫グロブリン分子可変領域のアミノ酸配列の多様性は，免疫グロブリン遺伝子の再構成により生じる。

c）免疫グロブリン分子は，2本のH鎖と2本のL鎖がジスルフィド結合しており，還元するとFab断片とFc断片に分割される。

d）免疫グロブリン分子の5種類のクラスは，Fab断片の特異性により分類される。

問題55 ヒトの抗体及びその遺伝子に関する記述のうち，誤っているのはどれか。1つ選べ。（薬）

1）定常部は，重鎖（H鎖）及び軽鎖（L鎖）に存在する。

2）H鎖の定常部及び可変部をコードする遺伝子は，染色体上で離れて存在する。

3）H鎖の可変部は，V，D及びJの3つの遺伝子断片によってコードされる。

4）遺伝子の組換えにより，可変部の多様性が生み出される。

5）L鎖の可変部の種類は，V遺伝子の数とほぼ等しい。

問題56 免疫グロブリンで正しいのはどれか。（検）

1）IgAは胎盤通過性がある。　　2）IgDはT細胞に存在する。

3）IgEは肥満細胞に結合する。　　4）IgGは補体活性化能がない。

5）IgMは分泌成分と結合している。

問題57 下図は免疫グロブリンG（IgG）の模式図である。R-CHOP*療法に用いられる リツキシマブに該当するのはどれか。1つ選べ。（**薬**）

　＊：R-CHOP療法：CHOP療法（シクロホスファミド水和物，ドキソルビシン塩酸塩，ビンク リスチン硫酸塩，プレドニゾロン）にリツキシマブを加えたがん化学療法の1つ

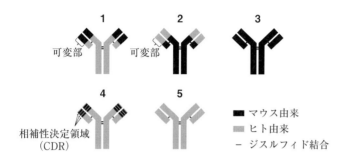

問題58 母乳中に含まれている免疫グロブリンで最も多いのはどれか。（**看**）

　1）IgA　　2）IgE　　3）IgG　　4）IgM

問題59 図は，ヒト免疫グロブリンG（IgG）の構造を模式的に示したものである。領 域A〜領域Eで示したIgGの部分構造に関する記述のうち，正しいのはどれ か。2つ選べ。（**薬**）

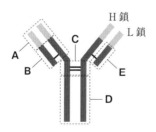

　1）領域Aは，個体ごとに決められた一定のアミノ酸配列を示す。

　2）領域Bは，抗体ごとに異なるアミノ酸配列を示す。

　3）領域Cでは，2本のH鎖がシステイン残基間で共有結合している。

　4）領域Dは，マクロファージの細胞膜上の受容体に結合する。

　5）領域Eにより，IgGのサブクラスが決定される。

問題60 ヒト免疫グロブリンとその特徴の組合せで正しいものを2つ選べ。（**医**）

a）IgA ——————— 胎盤通過性を有する。

b）IgD ——————— 5量体を形成する。

c）IgE ——————— Ⅲ型アレルギーに関与する。

d）IgG ——————— 4つのサブクラスがある。

e）IgM ——————— 感染早期に産生される。

問題61 初回の免疫により最も早期に分泌される抗体のクラスを1つ選べ。（**薬**）

1）IgA　　2）IgD　　3）IgE　　4）IgG　　5）IgM

問題62 母乳中で二量体として存在し，乳児の感染防御を担う免疫グロブリンはどれか。1つ選べ。（**薬**）

1）IgA　　2）IgD　　3）IgE　　4）IgG　　5）IgM

問題63 細菌が体内に初めて侵入したときに最初に産生される免疫グロブリンはどれか。（**看**）

1）IgA　　2）IgD　　3）IgE　　4）IgG　　5）IgM

問題64 サイトカインに関する記述のうち，正しいものを2つ選べ。（**薬**）

a）インターロイキン1（IL-1）は，T細胞の増殖を促す。

b）インターロイキン4（IL-4）は，細胞性免疫反応を増強するヘルパーT細胞の誘導を増強する。

c）インターフェロンγ（IFNγ）は，体液性免疫反応を増強するヘルパーT細胞の誘導を増強する。

d）腫瘍壊死因子α（TNFα）は，炎症反応を誘導する。

e）G-コロニー刺激因子（G-CSF）は，マクロファージの増殖・分化を促進する。

問題65 サイトカインに関する記述のうち，正しいものを2つ選べ。（**薬**）

a）サイトカインは，細胞質内の受容体に作用し，細胞増殖，分化及び細胞死を決定する。

b）Th1（1型ヘルパーT細胞）が分泌するインターロイキン2（IL-2）とインターフェロンγは，主に細胞性免疫反応の増強に重要な役割を果たす。

c) Th2（2型ヘルパーT細胞）が分泌するインターロイキン10（IL-10）は，細胞性免疫や炎症反応を抑制する。

d) インターロイキン8（IL-8）などのケモカインは，12回膜貫通型の受容体に結合して白血球遊走などに関わる。

問題66 サイトカインに関する記述のうち，正しいのはどれか。2つ選べ。（薬）

1) 腫瘍壊死因子 a（TNF a）は，活性化されたB細胞から産生される。

2) インターフェロン a（IFN a）は，ウイルス性肝炎の治療に用いられる。

3) ケモカインは，白血球の遊走・活性化作用を有する。

4) インターロイキン-12（IL-12）は，ナチュラルキラー細胞（NK細胞）やT細胞に働いて，IFN a の産生を促す。

問題67 免疫に関する記述のうち，正しいものを2つ選べ。（薬）

a) I型アレルギー反応におけるエフェクター細胞は，I型ヘルパーT（Th1）細胞型サイトカインの影響を受けて増殖・活性化する。

b) Th1細胞は，インターロイキン-2（IL-2）やインターフェロン γ（IFN-γ）を産生し，細胞性免疫に関与する。

c) インターロイキン-12（IL-12）は，NK細胞を活性化し，IFN-γ を産生させる。

d) IFN-γ は，II型ヘルパーT（Th2）細胞からのインターロイキン-4（IL-4）の産生を増強する。

問題68 抗ウイルス活性を示すサイトカインはどれか。1つ選べ。（薬）

1) インターフェロン a（IFN-a）　　2) インターロイキン2（IL-2）

3) エリスロポエチン（EPO）　　4) 腫瘍壊死因子 a（TNF-a）

5) 顆粒球コロニー刺激因子（G-CSF）

問題69 Th1細胞が産生するサイトカインはどれか。2つ選べ。（検）

1) インターフェロン γ〈IFN-γ〉　　2) インターロイキン2〈IL-2〉

3) インターロイキン4〈IL-4〉　　4) インターロイキン5〈IL-5〉

5) インターロイキン10〈IL-10〉

問題70 サイトカインに関する記述のうち，正しいのはどれか。2つ選べ。（**薬**）

1) IFN-γ（インターフェロン-γ）は，マクロファージを活性化して，その貪食能を増強させる。

2) エリスロポエチンは，主に脾臓で生合成・分泌される。

3) IL-2（インターロイキン-2）は，キラーT細胞の増殖及び分化を抑制する。

4) IL-4（インターロイキン-4）は，Th0細胞（0型ヘルパーT細胞）から Th1細胞（1型ヘルパーT細胞）への分化を促進する。

5) TGF-β（トランスフォーミング増殖因子-β）は，免疫抑制作用を示す。

問題71 Th2細胞が産生するサイトカインはどれか。2つ選べ。（**検**）

1) インターロイキン2　　2) インターロイキン4　　3) インターロイキン10

4) インターロイキン12　　5) インターフェロンγ

問題72 アレルギーに関する記述のうち，正しいものを2つ選べ。（**薬**）

a) Ⅰ型アレルギーは，抗原特異的なIgEと結合した肥満細胞が，アレルゲンの結合により脱顆粒して起こる反応で，即時型過敏反応とよばれる。

b) Ⅱ型アレルギーは，抗原と抗体による免疫複合体が組織に沈着することで起こる。

c) Ⅲ型アレルギーでは，抗原と特異的に結合したIgGやIgMに，補体やエフェクター細胞が作用して細胞障害が起こる。

d) Ⅳ型アレルギーは，抗原に感作されたT細胞の分泌するサイトカインがマクロファージなどを活性化して起こる反応で，遅延型過敏症とよばれる。

問題73 アレルギー（過敏症）に関する記述のうち，正しいものを2つ選べ。（**薬**）

1) Ⅰ型は，抗原が肥満細胞表面のIgEを架橋（クロスリンク）する体液性免疫反応である。

2) Ⅱ型は，細胞表面の抗原に結合するIgMが主な原因であり，自己免疫性溶血性貧血などの疾患が知られている。

3) Ⅲ型は，IgGやIgMなどが抗原と結合して生じた免疫複合体が腎臓，関節や皮膚などに沈着することが原因となる。

4) Ⅳ型は，感作されたB細胞と抗原との相互作用に起因する細胞性免疫反応である。

問題74 Ｉ型アレルギーに関する記述のうち，正しいのはどれか。2つ選べ。（**薬**）

1) Ｉ型アレルギーの原因となるIgEは，主としてヘルパーＴ細胞により産生される。
2) Ｉ型アレルギーでは，ヒスタミンがＢ細胞内の顆粒から放出される。
3) アレルゲンに対して産生されたIgEは，肥満細胞上の特異的受容体と結合する。
4) ウルシによる接触性皮膚炎は，Ｉ型アレルギーに分類される。
5) 花粉，ダニ，ハウスダストなどが抗原となってIgEが産生され，感作された状態では，同じ抗原が再度侵入した時にＩ型アレルギーの症状があらわれる。

問題75 アレルギー及び自己免疫疾患に関する記述のうち，誤っているのはどれか。
　　　　Ｉつ選べ。（**薬**）

1) アナフィラキシーショックは，IgE抗体の関与するＩ型アレルギーの機序で引き起こされる。
2) 接触性皮膚炎は，主に活性化されたＴ細胞やマクロファージによって引き起こされるIV型アレルギーである。
3) 胎児の赤血球抗原により母体が感作され生成する抗体は，IgMクラスであるため，胎盤を通過しやすく新生児溶血性貧血の原因となる。
4) ニコチン性アセチルコリン受容体に対する自己抗体は，重症筋無力症の発症に関与する。
5) バセドウ病は，甲状腺刺激ホルモン（TSH）受容体に対する自己抗体の作用による甲状腺機能亢進が原因となる。

問題76 Ｉ型アレルギーはどれか。2つ選べ。（**検**）

1) アナフィラキシーショック　　2) 全身性エリテマトーデス
3) 自己免疫性溶血性貧血　　4) 接触性皮膚炎　　5) 蕁麻疹

問題77 II型アレルギーはどれか。2つ選べ。（**検**）

1) 気管支喘息　　2) 重症筋無力症　　3) 急性糸球体腎炎
4) 自己免疫性溶血性貧血　　5) 全身性エリテマトーデス〈SLE〉

問題78 ツベルクリン反応に関連する免疫細胞はどれか。（**医**）

a) Ｂ細胞　　b) Ｔ細胞　　c) 好中球　　d) 好酸球　　e) NK細胞

問題79 7歳女児。卵アレルギーがある。小学校で給食を食べた直後，女児が異常を訴えた。ゼーゼーとした呼吸音（喘鳴），皮膚の赤み，唇とまぶたの赤みを担任教諭が確認し，アドレナリン注射液（エピペン® 注射液）を投与して，その後の適切な対応により改善した。この女児の症状を引き起こした生体内反応として，最も適切なのはどれか。1つ選べ。（薬）

1）卵由来のアレルゲンと結合した細胞外マトリックス成分に対する抗体（IgG）により，抗体依存性細胞障害が起きた。
2）卵由来のアレルゲンに対する抗体（IgGやIgM）が免疫複合体を形成して組織に沈着し，補体を活性化した。
3）肥満細胞上の抗体（IgE）に卵由来のアレルゲンが結合して，肥満細胞の活性化を引き起こし，ケミカルメディエーターが放出された。
4）卵由来のアレルゲンを認識したT細胞が炎症性サイトカインを放出し，マクロファージを活性化した。
5）卵由来のアレルゲンと結合した抗体により，NK細胞が活性化した。

問題80 III型アレルギー性疾患はどれか。（検）
1）膜性腎症　　2）Basedow病　　3）アトピー性皮膚炎
4）自己免疫性溶血性貧血　　5）特発性血小板減少性紫斑病〈ITP〉

問題81 主たる発症機序がIV型アレルギーに分類されるものを1つ選べ。（薬）
1）スギ花粉症　　2）アトピー性皮膚炎　　3）薬剤性溶血性貧血
4）接触性皮膚炎　　5）糸球体腎炎

問題82 IV型アレルギー反応はどれか。1つ選べ。（歯）
a）花粉症　　b）金属アレルギー　　c）ペニシリンアレルギー
d）アナフィラキシーショック　　e）不適合輸血による凝血反応

問題83 III型アレルギーはどれか。1つ選べ。（歯）
a）気管支喘息　　b）接触性皮膚炎　　c）アナフィラキシー
d）自己免疫性溶血性貧血　　e）全身性エリテマトーデス

問題84 細胞傷害性T細胞のT細胞レセプターで正しいのはどれか。（**検**）

1) 遺伝子の再構成は起きない。　　2) MHCクラスⅡ拘束性を持つ。

3) CD4分子と共同して機能する。　　4) 抗原提示細胞からの刺激を受ける。

5) α鎖，β鎖，γ鎖およびδ鎖からなる四量体である。

問題85 移植片拒絶反応について調べるため，2種類の近交系のマウス（*A/A*と*B/B*）を用いて，下記のような交配を行った。これらのマウスを用いて皮膚の移植実験を行った。以下に実験結果を示す。なお，*A/A*，*A/B*及び*B/B*は組織適合抗原の遺伝子型を表している。

［交配手順］

①*A/A*の親マウスと*B/B*の親マウス間で交配し，雑種第一代（F₁）マウスを得た。

②F₁マウス同士を交配して雑種第二代（F₂）マウスを得た。

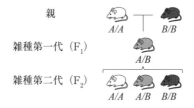

［実験結果］

①*A/A*の親マウス同士の移植，*B/B*の親マウス同士の移植は常に成立した。

②*A/A*の親マウスと*B/B*の親マウスの間の移植は常に失敗した。

以上の移植実験結果に基づき，移植が常に成立すると予想されるのはどれか。

2つ選べ。（**薬**）

1) *A/A*の親マウスから，F₁マウスへの移植

2) F₁マウスから，*A/A*の親マウスへの移植

3) *A/A*の親マウスから，F₂マウスへの移植

4) F₁マウスから，*B/B*の親マウスへの移植

5) F₂マウスから，F₁マウスへの移植

問題86 移植臓器に対する拒絶反応及びその制御に関する記述のうち，正しいのはどれか。2つ選べ。（薬）

1) 臓器提供者（ドナー）と受容者（レシピエント）が親子であれば，一般に拒絶反応は起こらない。
2) ドナーとレシピエントのヒト白血球抗原（HLA）の不適合は，拒絶反応の要因となる。
3) 移植された臓器が，レシピエントの免疫反応により傷害される反応を移植片対宿主反応（graft-versus-host reaction, GVHR）という。
4) 移植後，数日から数週間で起こる急性拒絶反応に，T細胞は関与しない。
5) タクロリムスは，細胞内の特定のタンパク質と複合体を形成し，転写因子の活性化に関わるホスファターゼを阻害する。

問題87 T細胞のカルシニューリンを阻害する免疫抑制薬を1つ選べ。（薬）

1) シクロホスファミド　　2) アザチオプリン　　3) レフルノミド
4) バシリキシマブ　　5) シクロスポリン

問題88 予防接種に用いる抗原（ワクチン）に関する記述のうち，正しいのはどれか。2つ選べ。（薬）

1) ウイルスに対する生ワクチンは，接種後の免疫応答能を高めるため，天然に存在するウイルスの毒性をより高めたものである。
2) 我が国におけるインフルエンザワクチンの主成分は，ウイルスから分離・精製したノイラミニダーゼを不活化したものである。
3) ワクチンの中には，病原体構成成分の組換え体タンパク質を主成分とするものがある。
4) トキソイドは，病原体が産生する毒素を，免疫原性を残したまま無毒化したものである。

問題89 ヒト免疫不全ウイルス〈HIV〉が感染する細胞はどれか。（看）

1) 好中球　　2) 形質細胞　　3) Bリンパ球
4) ヘルパー〈CD4陽性〉Tリンパ球　　5) 細胞傷害性〈CD8陽性〉Tリンパ球

問題90 ヒト同種移植時における拒絶反応の際に抗原となるのはどれか。1つ選べ。**(歯)**

a) CD4分子　　b) CD8分子　　c) Fc受容体

d) Toll様受容体　　e) MHCクラスⅠ分子

問題91 副腎皮質ステロイドの作用はどれか。**(看)**

1) 体重の減少　　2) 血糖の低下　　3) 血圧の低下

4) 免疫の促進　　5) 炎症の抑制

問題92 免疫抑制薬に関する記述のうち，正しいものを2つ選べ。**(薬)**

a) タクロリムス水和物は，イムノフィリンに結合して，B細胞からのサイトカイン遊離を抑制する。

b) プレドニゾロンは，T細胞及びB細胞のサイトカインに対する反応性を亢進させる。

c) シクロスポリンは，ヘルパーT細胞のシクロフィリンに結合して，カルシニューリンの機能を抑制する。

d) アザチオプリンは，体内で代謝を受けた後，核酸合成を阻害することによってT細胞の増殖を抑制する。

問題93 免疫機能の加齢変化で正しいのはどれか。**(看)**

1) T細胞数は減少する。　　2) 胸腺組織は肥大する。

3) ストレス耐性は変化しない。　　4) 副腎皮質刺激ホルモンは低下する。

問題94 イムノアッセイに関する次の記述のうち，誤っているものはどれか。**(薬)**

a) ラジオイムノアッセイ（RIA）は抗原抗体反応を利用して物質を定量する方法であり，標識するために放射性同位元素を用いる。

b) RIAでタンパク質は定量できるが，ステロイドホルモンや薬物などの低分子化合物は定量できない。

c) エンザイムイムノアッセイ（EIA）は，酵素などを標識として用いる。

d) ELISA（enzyme-linked immunosorbent assay）では，ハプテン，抗原又は抗体を固定化した固相が用いられる。

第1章の復習問題

①疫（感染症）②非自己 ③病原体 ④ウイルス ⑤免疫記憶

第2章の復習問題

①白血球 ②レセプター（受容体）③パターン認識 ④抗原 ⑤自然免疫 ⑥適応免疫

⑦食細胞 ⑧リンパ球 ⑨一次 ⑩二次

第3章の復習問題

①バリア ②炎症反応 ③炎症性サイトカイン ④好中球 ⑤食作用 ⑥オプソニン

⑦I型インターフェロン ⑧NK細胞 ⑨リンパ節

第4章の復習問題

①抗原特異的 ②多様性 ③クローン ④自己寛容 ⑤適応 ⑥記憶リンパ球 ⑦抗体

⑧MHC ⑨樹状細胞 ⑩ウイルス感染細胞 ⑪サイトカイン ⑫細胞* ⑬体液*

⑭体液 ＊「⑫体液 ⑬細胞」でも正解。

第5章の復習問題

①造血幹細胞 ②骨髄 ③胸腺 ④遺伝子再編成 ⑤中枢性 ⑥末梢性 ⑦負の選択

⑧正* ⑨負* ⑩負の選択 ＊「⑧負，⑨正」でも正解。

第6章の復習問題

①血管 ②リンパ管 ③二次 ④リンパ球 ⑤高内皮細静脈 ⑥輸入

⑦ナイーブT細胞

第7章の復習問題

①中和 ②T細胞 ③IgM ④特異性 ⑤親和性成熟 ⑥IgM ⑦IgG

⑧二量体IgA ⑨IgE

第8章の復習問題

①感染部位 ②大きさ ③ヘルパーT細胞 ④細菌 ⑤ウイルス ⑥寄生虫

⑦B細胞の抗体産生 ⑧好中球 ⑨抑制 ⑩ウイルス感染 ⑪細胞性免疫

⑫体液性免疫 ⑬適応免疫 ⑭記憶リンパ球

第9章の復習問題

①異物 ②I ③マスト ④IgE ⑤自己成分 ⑥自己寛容 ⑦自己 ⑧全身

⑨感染症 ⑩先天性 ⑪後天性

第10章の復習問題

①遺伝子異常 ②免疫監視 ③低い ④逃避 ⑤抗体療法 ⑥増強

⑦同種異系（アロ）⑧拒絶反応 ⑨MHC分子 ⑩免疫抑制剤

解答　出典（国家試験情報）　出題内容に関連する本書の項目番号やページ数

問題 0　0)（薬・第00回 問00改変）▶▶ 0-0

問題 1　a)（医・第110回 B 問14）▶▶ 3-8

問題 2　2)（薬・第100回 問15）▶▶ P.22

問題 3　c)（薬・第92回 問59改変）▶▶ 3-6

問題 4　4)（検・第62回 午前 問79）▶▶ P.59

問題 5　4), 5)（薬・第105回 問117）
　　　　　　　　　　　　　　　▶▶ P.59

問題 6　2)（検・第66回 午後 問82）▶▶ 3-6

問題 7　b)（歯・第114回 D 問9改変）
　　　　　　　　　　　　　　　▶▶ 3-8

問題 8　3)（薬・第108回 問15改変）
　　　　　　　　　　　　　　　▶▶ P.58

問題 9　a), b), c), d)（歯・第105回 C
問128）　　　　　　　　　　　▶▶ 3-2

問題 10　2), 4)（薬・第99回 問118）
　　　　▶▶ P.91, 2)：4-3, 4)：5-4, 5-6

問題 11　b)（医・第112回 F 問21）▶▶ 1-1

問題 12　2), 4)（薬・第94回 問56改変）
　　　　　　　　　2)：2-4, 4)：3-3

問題 13　5)（検・第63回 午前 問80）
　　　　　　　　　　　　　▶▶ 4-5, 8-9

問題 14　1), 4)（薬・第94回 問58）
　　　　　　　　▶▶ 1)：3-1, 4)：P.62

問題 15　a), d)（薬・第95回 問58改変）
　　　　　　　　　　　　▶▶ 3-4, P.62

問題 16　3), 5)（薬・第100回 問120）
　　　　▶▶ 3)：3-5, 5)：4-10, P.99

問題 17　a), b)（歯・第110回 C 問99）
　　　　　　　　　　　　　　　▶▶ 5-2

問題 18　3), 4)（薬・第101回 問119）
　　　　　　　▶▶ 3)：P.60, 4)：3-6

問題 19　b)（歯・第112回 D 問26）▶▶ P.59

問題 20　2)（検・第65回 午後 問85）▶▶ P.59

問題 21　2)（薬・第99回 問12）▶▶ 6-1

問題 22　2)（薬・第103回 問14）▶▶ 5-1

問題 23　a), c)（薬・第91回 問50改変）
　　　　　▶▶ a)：P.34, c)：2-1

問題 24　5)（薬・第93回 問46）
　　　　▶▶ c)：6-1, d)：6-3, e)：6-4

問題 25　3)（薬・第95回 問46）
　　　　▶▶ a)：P.33, c)：6-2, d)：6-3

問題 26　1), 2)（薬・第102回 問118改変）
　　　　　　　▶▶ 1)：5-1, 2)：5-2

問題 27　1), 5)（薬・第107回 問117）
　　　　　　　▶▶ 1)：5-1, 5)：P.183

問題 28　1), 2)（薬・第97回 問118）
　　　　　　　▶▶ 1)：3-8, 2)：3-3

問題 29　2), 5)（薬・第99回 問119）
　　　　▶▶ 2)：P.62, P.178, 5)：P.99

問題 30　3)（薬・第98回 問12）▶▶ P.34

問題 31　2), 3)（薬・第98回 問119）
　　　　　　　　　　　　　　　▶▶ 10-4

問題 32　2)（看・第104回 午前 問10）▶▶ 2-1

国家試験問題の解答

メイン解説ページのイラスト一覧

1〜10章までのメイン解説ページでは，知っておきたい免疫学の要点を，全69項目（10章）に分け，見開き完結・イラスト入りで整理しました。文章を理解し，各項目をイメージとして定着させるためにイラストをご活用ください。

メイン解説ページのイラスト一覧

メイン解説ページのイラスト一覧

索引

あ行

索引

著者略歴

田中　稔之（たなか　としゆき）
兵庫医科大学薬学部教授

東北大学薬学部卒業。
東北大学大学院薬学研究科修了。
東京都臨床医学研究所・研究員，大阪大学大学院医学系研究科・助教授などを経て，
2007年より兵庫医療大学薬学部・教授。2022年より現職。薬学博士。

再び短いあとがき
本書のイラストは，二女・美菜子が私とあれこれ話をしながらイメージを膨らませて
作成してくれました。リニューアルにあたり、イラストにも追加と改訂を行いました。
また本書ができあがるまでには，株式会社じほうの石原めぐみさんにたいへんお世話
になりました。「つまずき知らず」のお題もいただきました。心より感謝します。

カバー・本文イラスト　田中　美菜子

参考図書
・「基礎免疫学（原著第6版）」中尾篤人 監訳，エルゼビア・ジャパン，2020年
・「免疫生物学（原書第9版）」笹月健彦/吉開泰信 監訳，南江堂，2019年
・「休み時間の免疫学 第3版」齋藤紀先 著，講談社，2018年
・「マンガでわかる免疫学」河本 宏 著，オーム社，2014年
・「新しい免疫入門　自然免疫から自然炎症まで」審良静男/黒崎知博 著，講談社，2014年

読者アンケートのご案内

本書に関するご意見・ご感想をお聞かせください。

下記QRコードもしくは下記URLから
アンケートページにアクセスしてご回答ください
https://form.jiho.jp/questionnaire/book.html

※本アンケートの回答はパソコン・スマートフォン等からとなります。
　稀に機種によってはご利用いただけない場合がございます。
※インターネット接続料、および通信料はお客様のご負担となります。

つまずき知らずの

図解　免疫学

「わたしの体」をまもる仕組み

定価　本体2,400円（税別）

2024年3月25日　発　行

著　者　　　田中 稔之（たなか　としゆき）

発行人　　　武田 信

発行所　　　株式会社　じ ほ う

　　　　　　101-8421　東京都千代田区神田猿楽町1-5-15（猿楽町SSビル）
　　　　　　振替　00190-0-900481
　　　　　　＜大阪支局＞
　　　　　　541-0044　大阪市中央区伏見町2-1-1（三井住友銀行高麗橋ビル）
　　　　　　お問い合わせ　https://www.jiho.co.jp/contact/

©2024　　　　　　　　装丁・組版 HON DESIGN　　　印刷　(株)暁印刷
Printed in Japan

ISBN 978-4-8407-5587-0